TANGNIAOBING JIANKANG G

糖尿病
健康管理手册

周俊辉　王永娥◎主编

長江出版傳媒
湖北科学技术出版社

图书在版编目（CIP）数据

糖尿病健康管理手册 / 周俊辉， 王永娥主编 .
武汉 ： 湖北科学技术出版社， 2024. 10. -- ISBN 978-7-5706-3611-2

Ⅰ . R587.1-62

中国国家版本馆 CIP 数据核字第 2024UD3425 号

策　　划：冯友仁　　　　责任校对：童桂清
责任编辑：常　宁　　　　封面设计：张子容

出版发行：湖北科学技术出版社
地　　址：武汉市雄楚大街 268 号（湖北出版文化城 B 座 13—14 层）
电　　话：027-87679468　　　　邮　　编：430070

印　　刷：武汉科源印刷设计有限公司　　　　邮　　编：430299

880×1230　　1/32　　　　3 印张　　60 千字
2024 年 10 月第 1 版　　　　2024 年 10 月第 1 次印刷
定　　价：28.00 元

《糖尿病健康管理手册》编委会

主　编　周俊辉　王永娥

副主编　刘　娟　李　洋　胡　婧

编　者　（按姓氏拼音排序）

冯　晶　高　玲　洪　萌　李敏丽

李姝婷　林　静　彭　娜　王　瑞

吴小雪　徐美菊　许玉洁

序　言

在浩瀚的医学海洋中，糖尿病这一慢性顽疾正悄无声息地侵扰着全球数以亿计患者的身心健康，成为一个不容忽视的全球性健康议题。糖尿病绝不仅是血糖数值的简单起伏，更深刻关系着患者的生活方式与心理状态。面对这一严峻挑战，我们坚信知识的灯塔能够照亮前行的道路，科学的健康管理策略是我们手中最坚实的盾牌，使大众免受糖尿病的威胁。

鉴于此，我们怀着对生命的敬畏与对健康的追求，倾尽心力编写了这本《糖尿病健康管理手册》，旨在为广大糖尿病患者提供一本全面、实用且通俗易懂的健康指南。本手册深度融合了国内外糖尿病领域的最新科研成果与临床实践经验，以医者之心，精心雕琢，力求在饮食调节、运动疗法、药物治疗、心理调适以及并发症预防等多个关键领域，为读者铺设一条清晰、全面且易于践行的健康管理路径。

在内分泌代谢领域的多年深耕，让我们深知编写这份手册的重大意义。它不仅是对患者健康需求的积极响应，更是我们作为医者责任与担当的体现。愿这本手册能够激发患者自我管理的意识，提高自我管理的能力，逐步掌握控制病情、改善生活质量的方法与技巧，从而拥抱活力人生。

代　喆

武汉大学中南医院内分泌科科主任

前　言

糖尿病，这一全球性的慢性疾病，正悄无声息地影响着越来越多人的生活。编写这本《糖尿病健康管理手册》的初衷，是希望能够帮助广大糖尿病患者更好地理解和应对这一疾病。我们深知，面对糖尿病，患者不仅需要药物治疗，还需要全面的健康管理。本书旨在为读者提供科学、实用、全面的糖尿病健康管理知识，帮助大家建立起有效的自我管理机制，提高生活质量。

在本书中，我们以图文并茂、通俗易懂的形式详细介绍了糖尿病基本知识，包括成因、类型、症状、诊断标准以及治疗控制目标等，帮助读者对糖尿病有一个全面而准确的认识，为后续的健康管理打下坚实的基础。同时，我们还重点阐述了糖尿病患者的日常生活管理，包括饮食控制、饮食常见误区、运动锻炼、降糖药物使用指导、血糖监测、并发症的预防与处理及心理调适等内容。这些实用性的内容旨在指导读者将健康管理的理念和方法融入日常生活的每一个细节中。

我们深知，每一位糖尿病患者都有自己的故事和挑战。我们希望通过这本手册为大家提供一些实用的帮助，愿这本《糖尿病健康管理手册》成为大家健康旅程中的一盏明灯，照亮前行的道路。

最后，我们要感谢所有为本书付出辛勤劳动的编者、编辑和工作人员。他们的专业知识和无私奉献使得这本手册得以呈现在大家面前。同时，我们也要感谢每一位读者，是你们的信任和支持，让我们有动力去不断提升这本书的质量。

周俊辉　王永娥

2024 年 8 月

目 录

第一章 基础知识

第二章 饮 食

第三章　饮食常见误区

第四章　糖尿病患者的运动

第五章　降糖药物

第六章　血糖监测

第七章　糖尿病并发症

第八章　心理护理

参考文献

第一章 基础知识

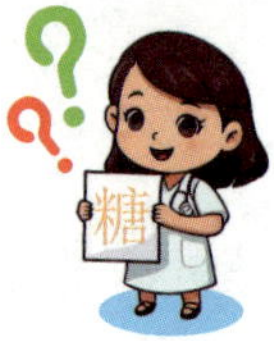

1. 什么是糖尿病?

糖尿病是一种以慢性**血糖水平升高**为特征的代谢性疾病，可导致眼、肾脏、神经、血管等组织器官的慢性损伤。

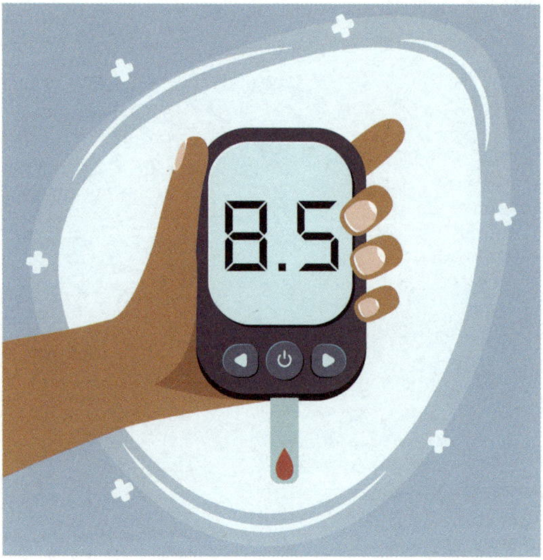

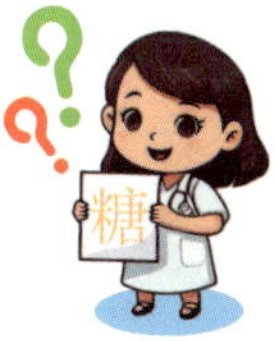

2. 糖尿病的症状有哪些？

（1）典型症状：三多一少

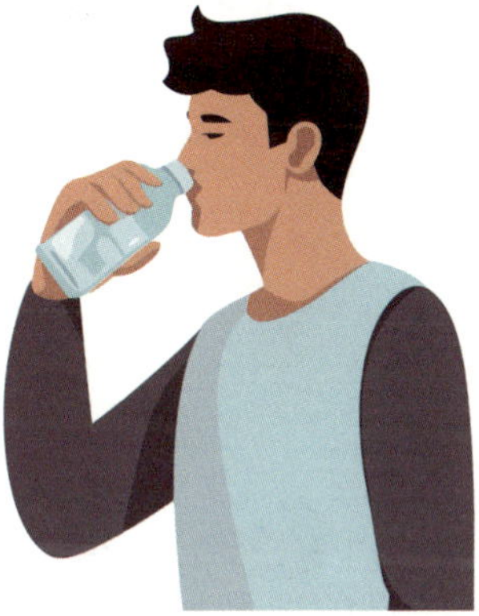

多饮

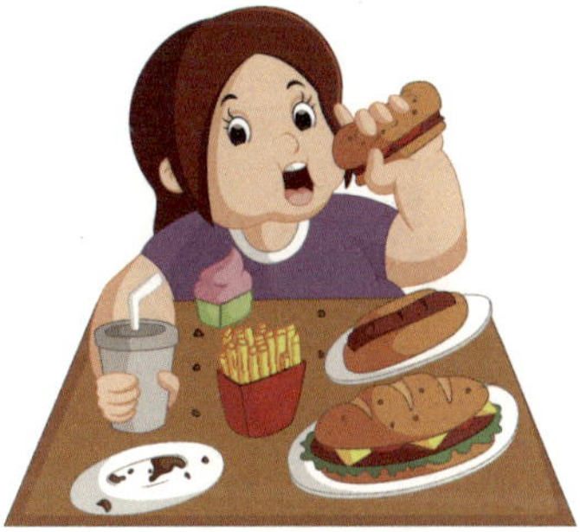

多食

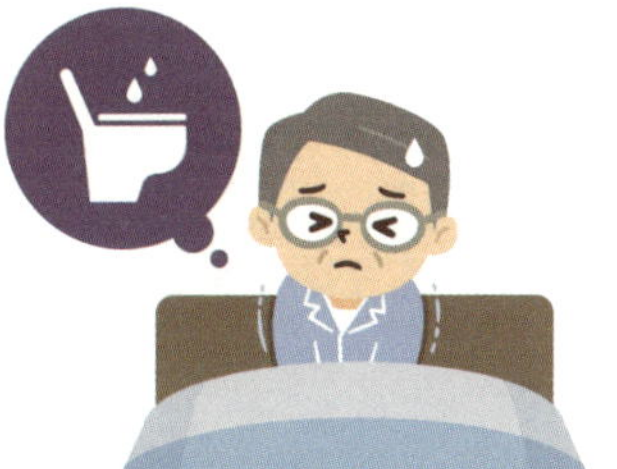

多尿

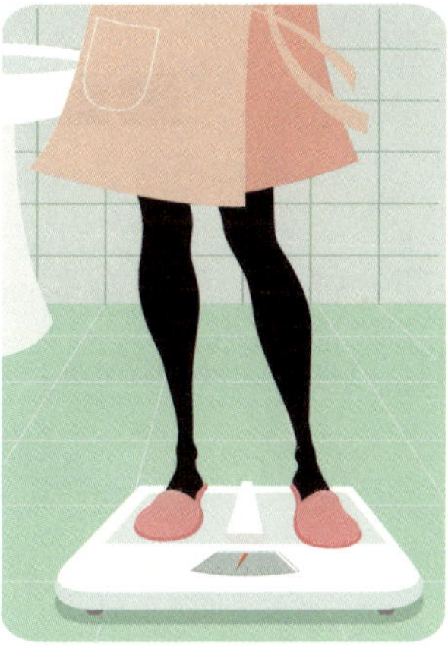

体重减少

（2）非典型症状

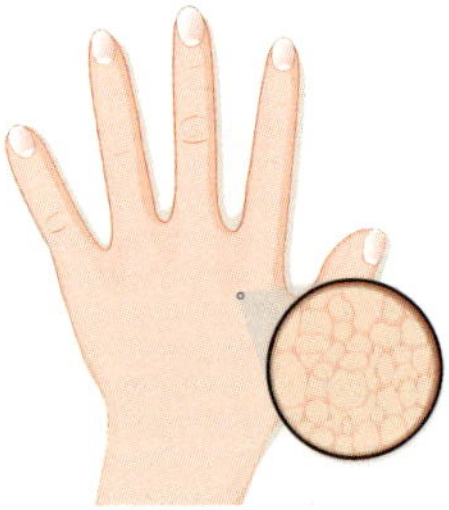

皮肤干燥

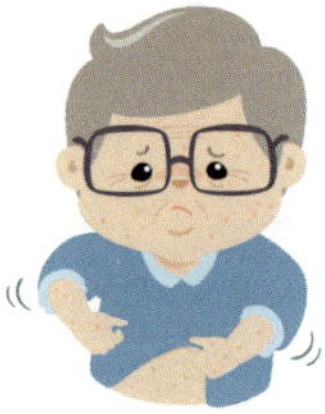

瘙痒

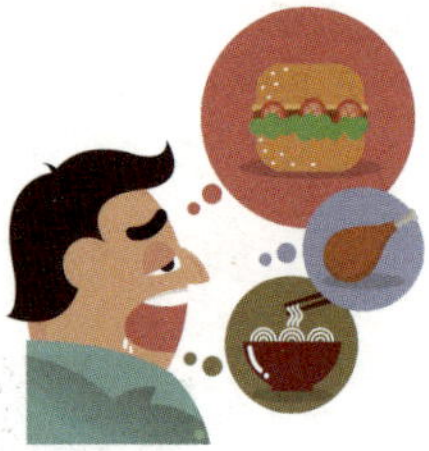

饥饿

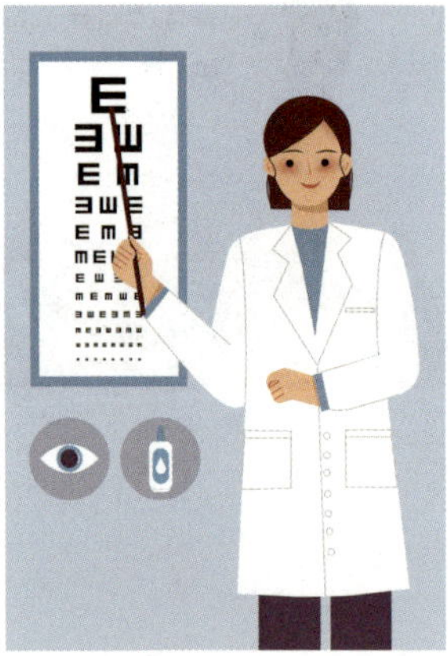

视物不清

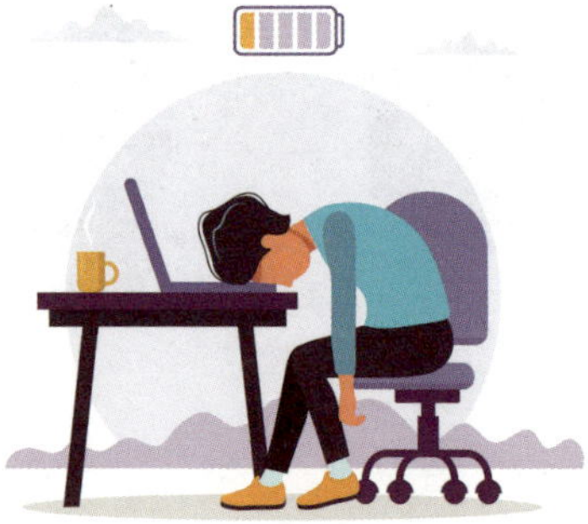

疲倦

部分糖尿病患者症状不典型，甚至无症状，通过定期体检或血糖检测发现血糖异常。

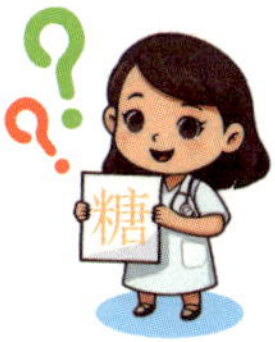

3. 糖尿病如何分型？

有以下 4 种类型。

（1）1 型糖尿病

人体不能产生胰岛素，终身依赖胰岛素治疗。

新发病患者中近 60% 年龄在 30 岁以下，发病年龄高峰在 10 ～ 14 岁。

（2）2 型糖尿病

人体不能很好地产生或有效利用胰岛素。

多见于中老年人。

（3）妊娠期糖尿病

妊娠期发生的糖代谢异常。

不包括妊娠前已存在的 1 型糖尿病或 2 型糖尿病。

与妊娠中后期的生理性胰岛素抵抗有关。

（4）其他特殊类型糖尿病

相对少见，包括内分泌疾病、药物或者化学物质诱导等引起的糖尿病。

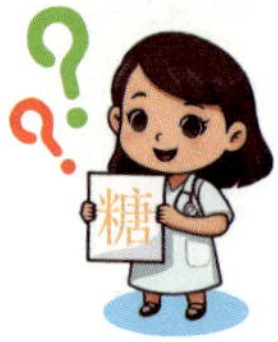

4. 糖尿病的诊断标准是什么？

（1）1 型糖尿病诊断标准

1 型糖尿病主要根据临床表现诊断，胰岛 β 细胞破坏所致的依赖胰岛素治疗是诊断 1 型糖尿病的“金标准”。

支持 1 型糖尿病诊断的标准如下。

- 发病年龄：大多数患者 20 岁以前发病，但也可以在任何年龄发病。20 岁以前诊断为糖尿病的患者中约 80% 是 1 型糖尿病。
- 发病方式：发病较急，多数患者的多饮、多食、多尿、体重减少（“三多一少”）症状较为典型，部分患者甚至表现为脱水、循环衰竭或昏迷等糖尿病酮症酸中毒的症状。
- 治疗方式：依赖胰岛素治疗。

（2）2 型糖尿病诊断标准（表 1）

表 1　2 型糖尿病诊断标准

2 型糖尿病诊断标准	静脉血浆葡萄糖
有糖尿病典型症状（“三多一少”）	
加上随机血糖	≥ 11.1mmol/L

续表

2 型糖尿病诊断标准	静脉血浆葡萄糖
或加上空腹血糖	≥ 7.0mmol/L
或加上 OGTT 2h 血糖	≥ 11.1mmol/L
或加上 HbA_{1c}	≥ 6.5%

注：来源于《中国 2 型糖尿病防治指南（2020 年版）》。若无糖尿病典型症状，需改天复查静脉血浆葡萄糖。随机血糖指不考虑用餐时间，一天中任意时间测得的血糖。空腹血糖指至少 8h 没有进食热量测得的血糖。OGTT（oral glucose tolerance test）：口服葡萄糖耐量试验。这是检查人体血糖调节能力的一种方法，也是诊断糖尿病及糖耐量异常的主要方法。OGTT 应于空腹（禁食 8 ~ 10h 后）情况下进行。从服用第 1 口开始计时。OGTT 2h 血糖指服糖后 2h 在前臂采血测量的静脉血浆葡萄糖。HbA_{1c} (glycated hemoglobin A_{1c})：糖化血红蛋白。

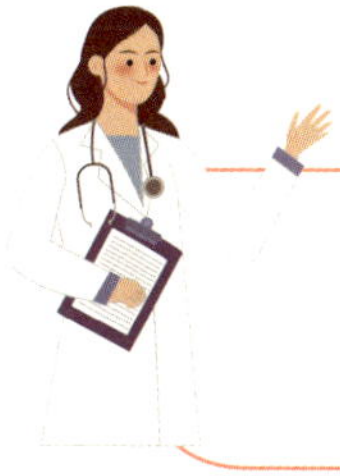

血糖高≠糖尿病

(3)妊娠期糖尿病诊断标准(表2)

表2　妊娠期糖尿病诊断标准

妊娠期糖尿病诊断标准	静脉血浆葡萄糖
空腹血糖	≥ 5.1mmol/L 且< 7.0mmol/L
或 OGTT 1h 血糖	> 10.0mmol/L
或 OGTT 2h 血糖	≥ 8.5mmol/L 且< 11.1mmol/L

注:来源于《妊娠期高血糖诊治指南(2022)》。妊娠 24 ～ 28 周行 OGTT,以上任 1 条的血糖符合标准即可诊断为妊娠期糖尿病。

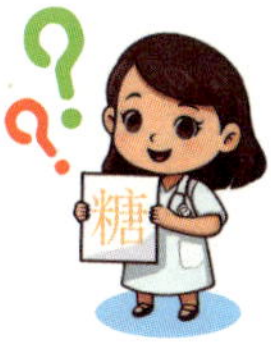

5. 各型糖尿病的血糖控制目标

（1）1 型糖尿病的血糖控制目标（表 3）

表 3　1 型糖尿病的血糖控制目标

血糖监测指标	控制目标值
空腹血糖或餐前血糖	4.0 ～ 7.0mmol/L
餐后血糖	5.0 ～ 10.0mmol/L
睡前血糖或凌晨血糖	4.4 ～ 7.8mmol/L
HbA_{1c}	＜ 7.0%

（2）2 型糖尿病的血糖控制目标（表 4）

表 4　2 型糖尿病的血糖控制目标

血糖监测指标	控制目标值
空腹血糖	4.4 ～ 7.0mmol/L
非空腹血糖	＜ 10.0mmol/L
HbA_{1c}	＜ 7.0%

◆ 老年糖尿病患者健康状态综合评估

老年糖尿病患者健康状态综合评估见表5。

表5 健康状态评估表

健康状态等级	老年糖尿病患者身体功能状态
良好	患者无共病[①]或合并≤2种除糖尿病外的慢性疾病(包括卒中、高血压、1～3期慢性肾脏病、骨关节炎等)和患者无ADL[②]损伤，IADL[③]损伤数量≤1
中等	患者合并≥3种除糖尿病外的慢性疾病(包括卒中、高血压、1～3期慢性肾脏病、骨关节炎等)和(或)患者满足以下任意一项：①轻度认知障碍或早期痴呆；②IADL损伤数量≥2
差	患者满足以下任意一项：①合并≥1种治疗受限的慢性疾病(包括转移性恶性肿瘤、需氧疗的肺部疾病、需透析的终末期肾病、晚期心力衰竭)且预期寿命较短；②中、重度痴呆；③ADL损伤数量≥2；④需长期护理

注：①共病指一个人同时患2种或2种以上的慢性疾病。②ADL，activity of daily living，为日常生活活动能力。③IADL，instrumental activities of daily living，为工具性日常生活活动能力。

◆ 老年2型糖尿病血糖控制目标

● 健康状态良好的老年糖尿病患者未使用低血糖风险较高的药物(如胰岛素、磺脲类、格列奈类药物等)时血糖控制目标见表6。

表 6 血糖控制目标

血糖监测指标	控制目标值
HbA_{1c}	< 7.5%
空腹血糖或餐前血糖	5.0 ～ 7.2mmol/L
睡前血糖	5.0 ～ 8.3mmol/L

● 健康状态良好的老年糖尿病患者使用低血糖风险较高的药物（如胰岛素、磺脲类、格列奈类药物等）时血糖控制目标见表 7。

表 7 血糖控制目标

血糖监测指标	控制目标值
HbA_{1c}	7.0% ～ 7.5%
空腹血糖或餐前血糖	5.0 ～ 8.3mmol/L
睡前血糖	5.6 ～ 10.0mmol/L

● 健康状态中等的老年糖尿病患者未使用低血糖风险较高的药物（如胰岛素、磺脲类、格列奈类药物等）时血糖控制目标见表 8。

表 8 血糖控制目标

血糖监测指标	控制目标值
HbA_{1c}	< 8.0%
空腹血糖或餐前血糖	5.0 ～ 8.3mmol/L
睡前血糖	5.6 ～ 10.0mmol/L

● 健康状态中等的老年糖尿病患者使用低血糖风险较高的药物（如胰岛素、磺脲类、格列奈类药物等）时血糖控制目标见表9。

表9　血糖控制目标

血糖监测指标	控制目标值
HbA_{1c}	7.5%～8.0%
空腹血糖或餐前血糖	5.6～8.3mmol/L
睡前血糖	8.3～10.0mmol/L

● 健康状态差的老年糖尿病患者未使用低血糖风险较高的药物（如胰岛素、磺脲类、格列奈类药物等）时血糖控制目标见表10。

表10　血糖控制目标

血糖监测指标	控制目标值
HbA_{1c}	＜8.5%
空腹血糖或餐前血糖	5.6～10.0mmol/L
睡前血糖	6.1～11.1mmol/L

● 健康状态差的老年糖尿病患者使用低血糖风险较高的药物（如胰岛素、磺脲类、格列奈类药物等）时血糖控制目标见表11。

表11　血糖控制目标

血糖监测指标	控制目标值
HbA_{1c}	8.0%～8.5%
空腹血糖或餐前血糖	5.6～10.0mmol/L
睡前血糖	8.3～13.9mmol/L

(3)妊娠期糖尿病血糖控制目标

妊娠期糖尿病血糖控制目标见表12。

表12 血糖控制目标

血糖监测指标	控制目标值
HbA_{1c}	< 6.0%
餐前血糖及空腹血糖	< 5.3mmol/L
餐后1h血糖	< 7.8mmol/L
餐后2h血糖	< 6.7mmol/L
夜间血糖	不低于3.3mmol/L

注：妊娠期无低血糖风险者，HbA_{1c}水平控制在6.0%以内为最佳；若有低血糖倾向，HbA_{1c}的控制目标可适当放宽至7.0%以内。餐后1h血糖指自开始进食第一口饭起，经过1h采血所得到的血糖结果。餐后2h血糖指自开始进食第一口饭起，经过2h采血所得到的血糖结果。

第二章 饮 食

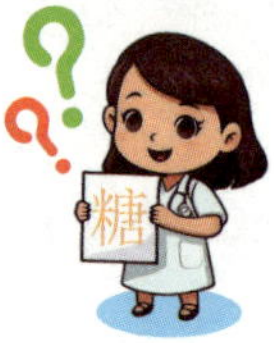

1. 糖尿病饮食总原则

● 合理饮食、吃动平衡、主食定量、粗细搭配、蔬果奶豆丰富、少油少盐少糖。

● 吃干不吃稀：宜吃馒头、米饭、饼，不宜吃米糊、粥、面条等。

● 烹调方法以蒸、烩、煮、拌为主，不宜煎、炸。

● 足量饮水，适量饮茶，戒烟限酒。

● 规律进餐。

● 进餐顺序：**蔬菜→肉类→主食**。

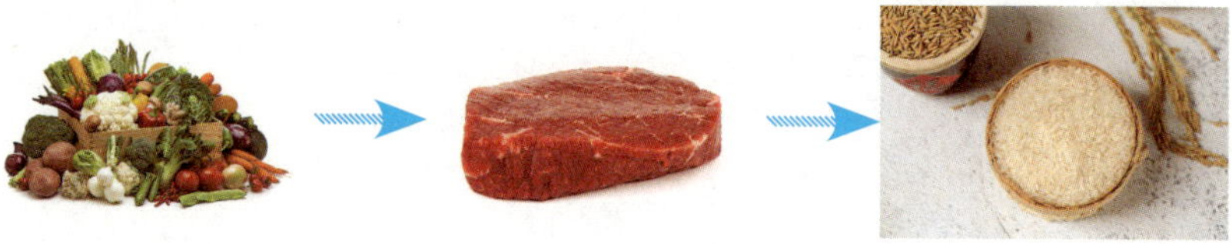

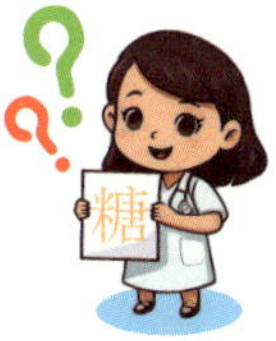

2. 如何计算每日总热量？

（1）计算标准体重

标准体重 =（身高 -105）kg。

（2）根据实际体重计算体重指数

体重指数（body mass index，BMI）是目前常用的衡量人体胖瘦程度以及是否健康的标准。

BMI= 体重（kg）/ 身高 ^{2}（m^2）。

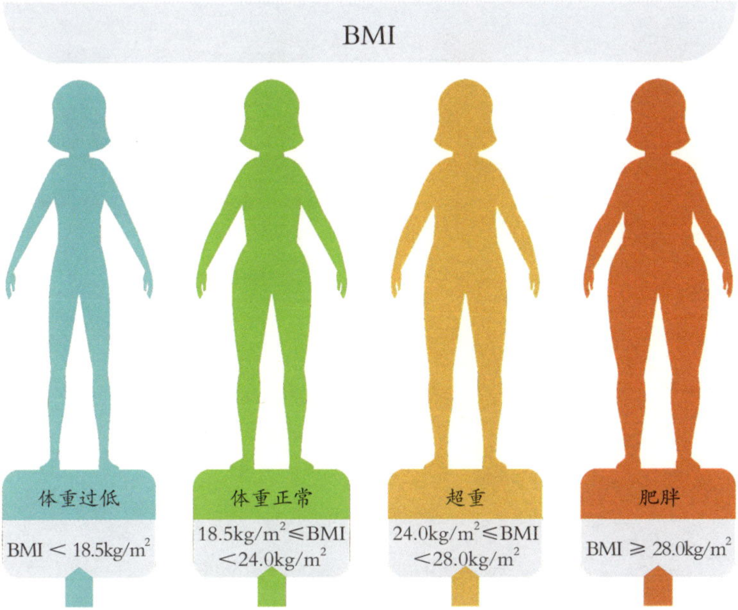

注：数据来源于《成人体重判定》（WS/T 428—2013）。

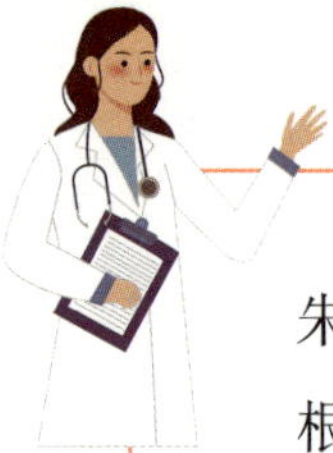

朱先生，35 岁，身高 175cm，体重 90kg。

根据上文公式，计算如下：

标准体重＝ 175−105=70（kg）。

BMI=90/1.75^2=29.39（kg/m^2），属于肥胖。

（3）计算每日所需总热量

每日所需总热量 = 标准体重 × 能量系数。

能量系数指的是每日每千克标准体重所需热量，不同劳动强度的能量系数见表 13。

表 13　不同劳动强度的能量系数表

劳动强度	体重		
	体重过低	体重正常	超重 / 肥胖
重体力劳动（搬运工等）	45 ～ 50	40	35
中体力劳动（电工等）	40	30 ～ 35	30
低体力劳动（坐式工作）	35	25 ～ 30	20 ～ 25
休息状态（卧床）	25 ～ 30	20 ～ 25	15 ～ 20

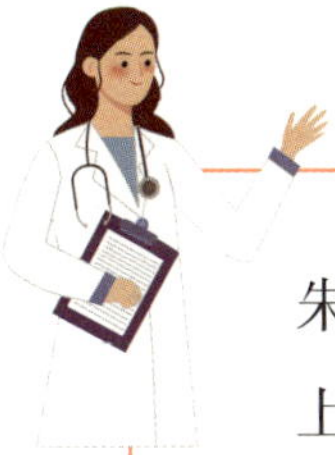

朱先生，35 岁，身高 175cm，体重 90kg，职员。

上文已计算出朱先生标准体重为 70kg。根据 BMI，体型属于肥胖。朱先生是职员，属于低体力劳动。

朱先生每日所需总热量：

$70 \times (20\sim25) = (1400\sim1750)$ kcal。

1kcal $\approx$ 4.19kJ。

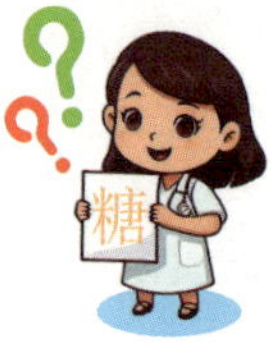

3. 如何分配一日三餐？

（1）食物分类

将食物分成五大类。

- 谷薯类：谷类、薯类、杂豆类。

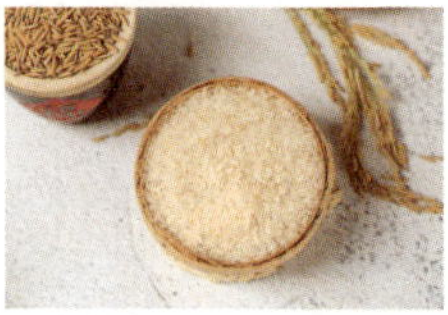
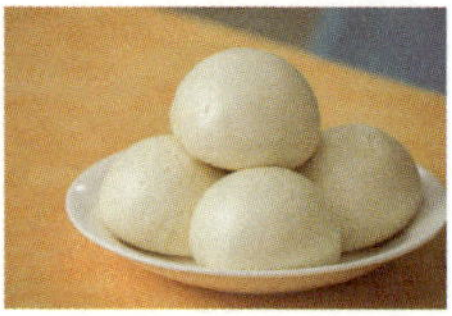
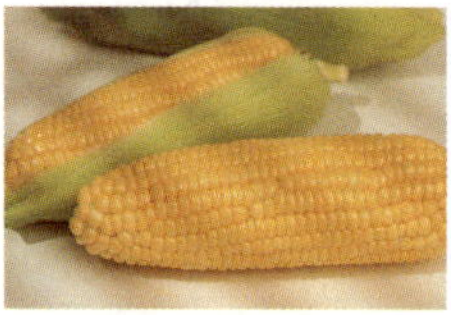

- 菜果类：蔬菜类、水果类。

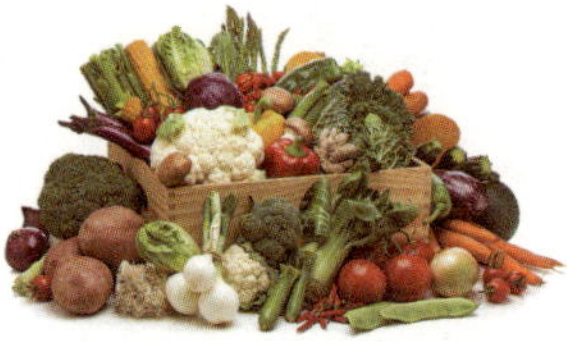
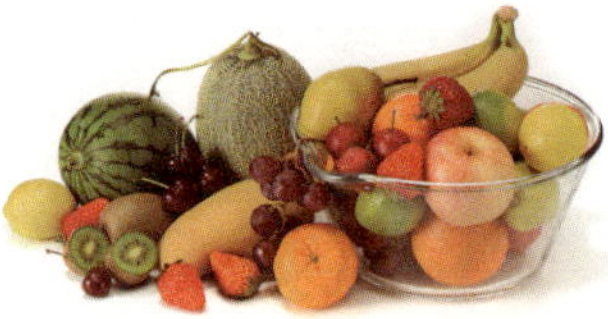

- 动物性食物：肉蛋水产品类。

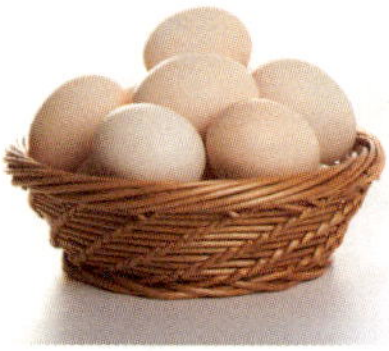
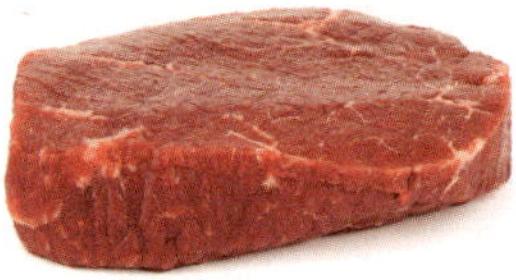

● 大豆类和坚果：大豆、乳及其制品类、坚果类。

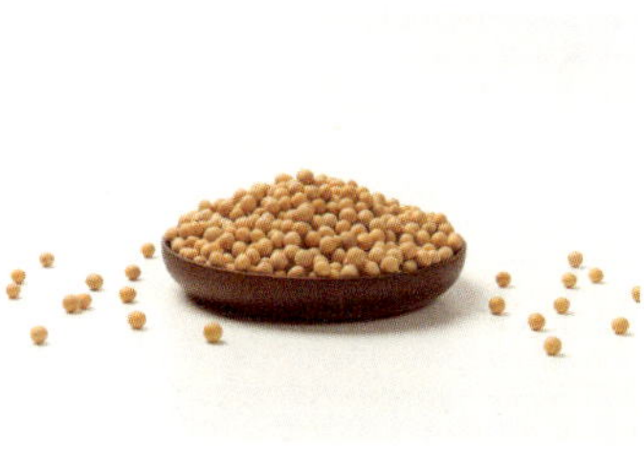

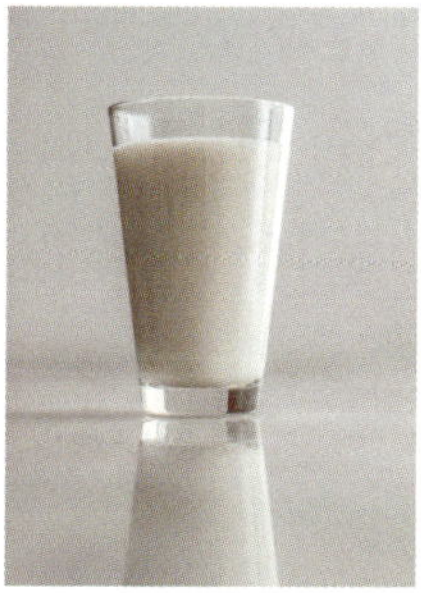

● 烹饪油和盐。

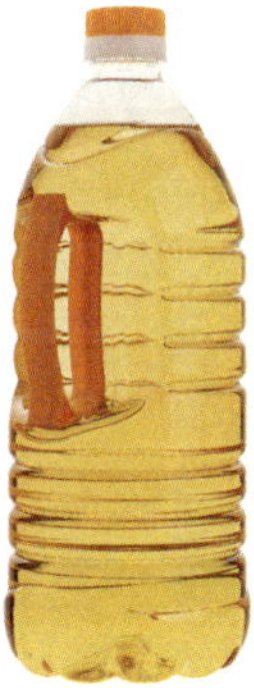

（2）根据热量计算食物交换份

每日所需交换份 = 每日所需总热量 ÷90。

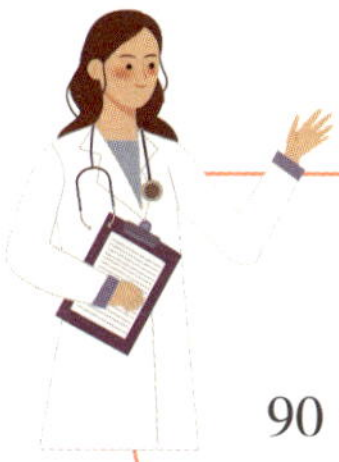

朱先生每日所需交换份 =（1400 ～ 1750）÷ 90 ≈（16 ～ 19）份。

（3）合理分配一日三餐

一日三餐按早餐 1/5 份、中餐 2/5 份、晚餐 2/5 份或早餐、中餐、晚餐各占 1/3 份分配。

此处以 16 个交换份为例。

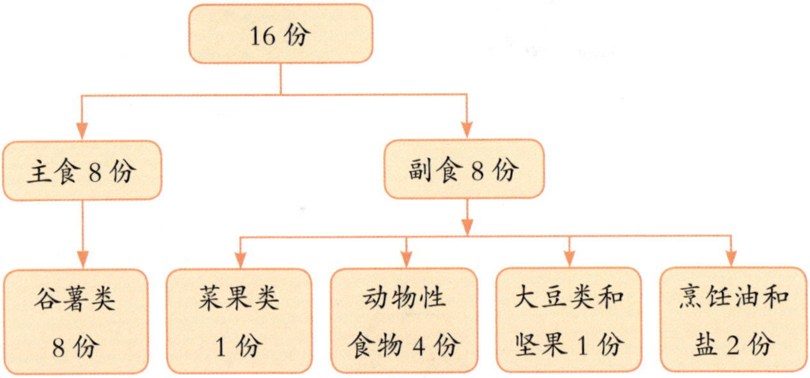

表 14　以 16 个交换份为例的三餐分配

三餐	谷薯类	菜果类	动物性食物	大豆类和坚果	烹饪油和盐
早餐	2 份	0 份	1 份	1 份	0 份
中餐	3 份	0.5 份	1.5 份	0 份	1 份
晚餐	3 份	0.5 份	1.5 份	0 份	1 份
合计	8 份	1 份	4 份	1 份	2 份

同类食物之间可互换。

非同类食物间不得互换。

1 个交换份包括多少？

以下食物均指生重。生重为食物烹饪前的重量，即为生食物（去皮、去核）的重量。

谷薯类

- 谷类 25g
- 薯类 100g
- 杂豆类 25g

菜果类

- 蔬菜 250g
- 水果 150g

动物性食物

- 肉类 50g
- 蛋类 60g
- 水产品类 90g

大豆类和坚果

- 大豆类 20g
- 牛奶 150g
- 坚果 20g

烹饪油和盐 10g

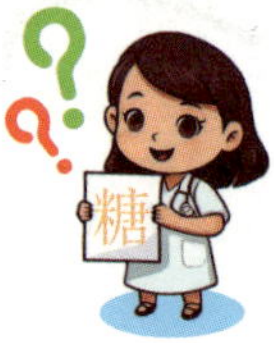

4. 每餐食物份量简易确定法

(1)餐盘法(6 英寸餐盘，直径约为 15cm)

- 主食：占餐盘 1/4(粗细搭配)。
- 肉蛋类：占餐盘 1/4。
- 蔬菜类：占餐盘 1/2。

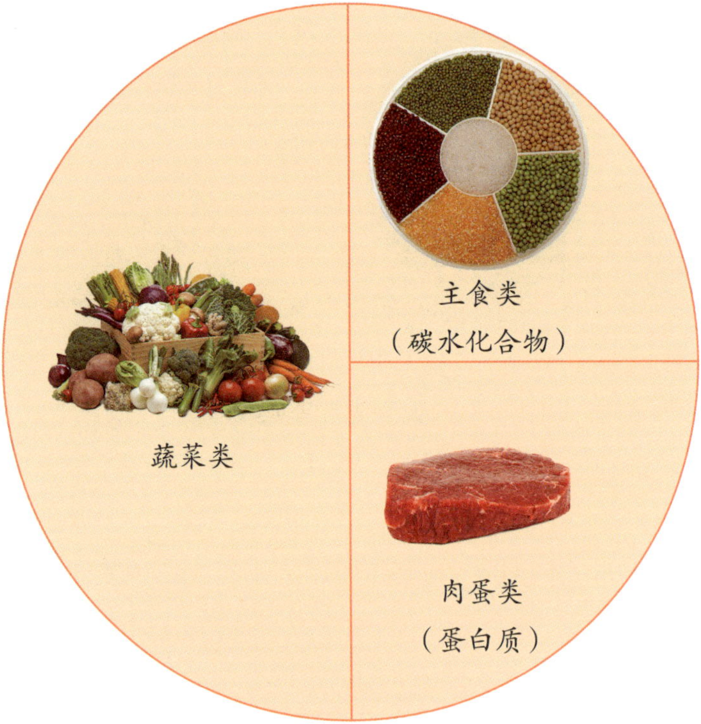

（2）手掌法则

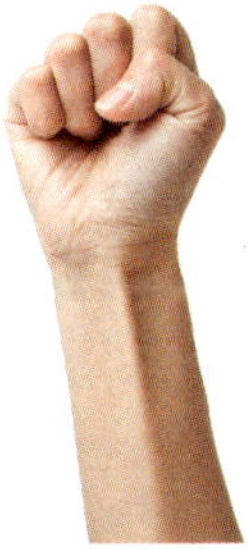

每餐主食或每日水果

约**拳头大小**

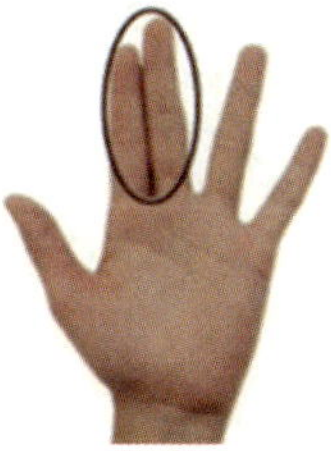

50g 瘦肉

约 2 **指大小**

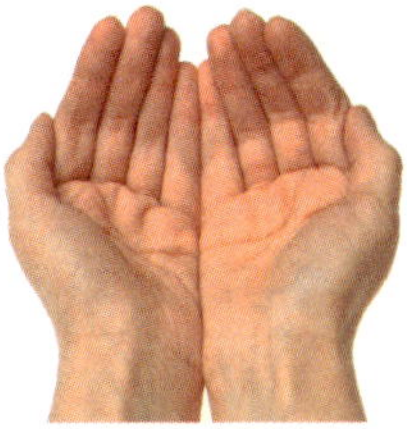

500g 蔬菜

大约有**一捧**

5. 糖尿病患者适合食用的食物

(1)主食

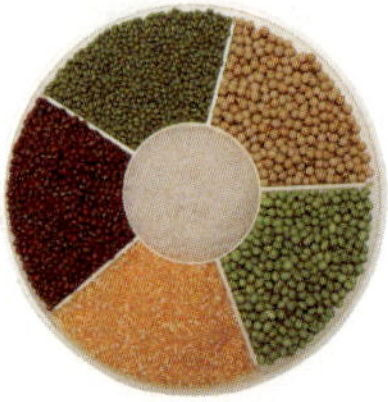

主食

● **主食包括谷类、薯类、杂豆类，**每日主食定量、粗细搭配，全谷物、杂豆类宜占主食摄入量的 1/3 份。

● **薯类：**淀粉含量较高，故每吃 100g 土豆、红薯、山药、芋头或 150g 藕要少吃 25g 谷类。

● **杂豆类：**蚕豆、绿豆、豌豆、芸豆、红豆等含淀粉较多，故每吃 25g 杂豆要少吃 25g 谷类。

(2)副食

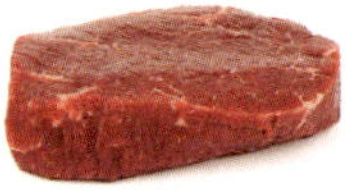

肉蛋奶豆类

● **常吃鱼禽**。推荐每周吃鱼 2～4 次，尤其是深海鱼。

● **适量吃蛋和畜肉，减少脂肪摄入**。限制烟熏类、烘烤类、腌制类等加工肉类制品的摄入。

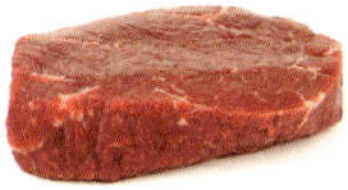

肉蛋奶豆类

● **鸡蛋每天不超过 1 个**，吃鸡蛋时不丢弃蛋黄。

● **奶类、豆类，天天要有**。推荐每天喝牛奶 250ml，每天摄入约 25g 大豆（相当于 100g 北豆腐、150g 南豆腐、200g 内酯豆腐、50g 豆腐丝或豆腐干）。

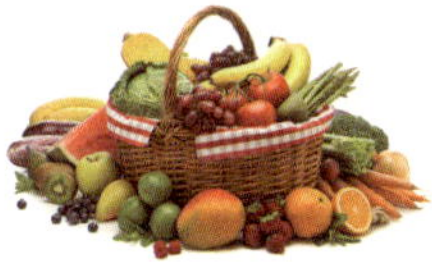

蔬果类

● **每餐有新鲜蔬菜，每天吃 500g 左右蔬菜**，其中深色蔬菜占 1/2 以上。

● 适量食用（200 ~ 300g/d）胡萝卜、鲜豇豆、扁豆、洋葱、蒜苗、南瓜、花菜等。

● 限量食用（<100g/d）毛豆、鲜豌豆、百合、蚕豆等。

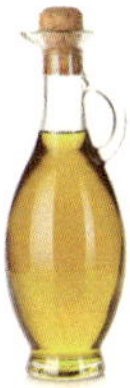

油盐

● **每天烹饪用油不超过 30g**，应定期更换食用油品种，避免长期食用同一种油，推荐食用植物油。

● **每天食盐摄入量不超过 5g**，限量食用含盐量较高的酱油。

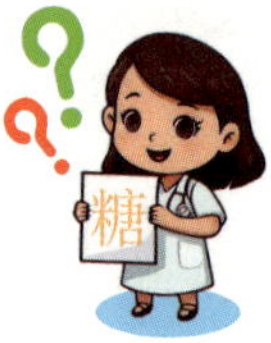

6. 糖尿病患者如何吃水果？

（1）吃水果的前提

※ 血糖稳定。

※ 空腹血糖< 7.8mmol/L。

※ 餐后 2h 血糖< 10mmol/L。

※ HbA_{1c} < 7.5%。

（2）何时吃水果？

两餐之间，每日吃 1 次。

(3)如何选择水果?

如何选择水果

- **推荐食用**

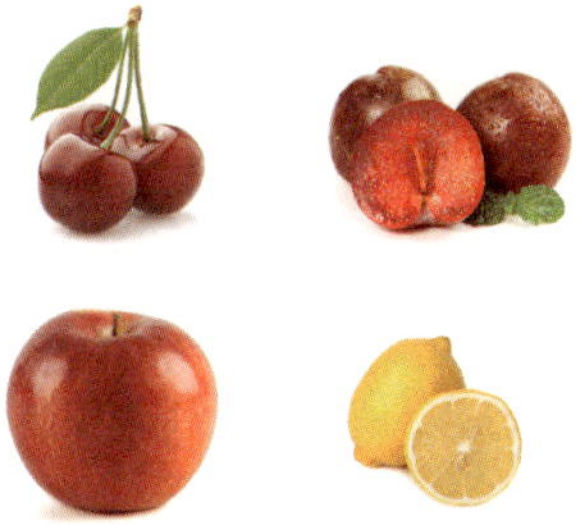

含糖量小于10%的水果，如樱桃、李子、柚子、苹果、柠檬等

- **慎重食用**

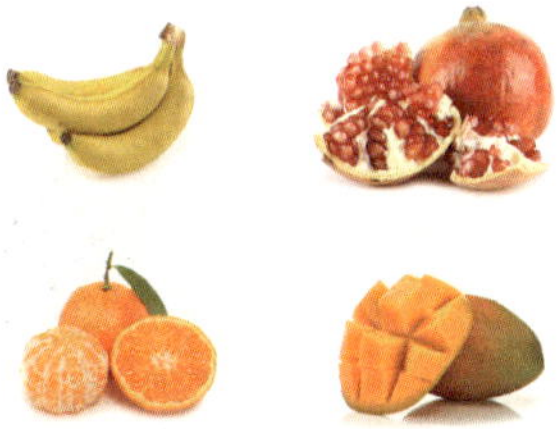

含糖量在10%～20%的水果，如香蕉、石榴、甜瓜、橘子、荔枝、杧果等

- **不推荐食用**

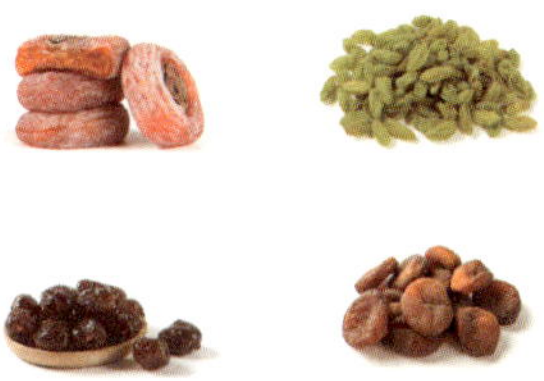

含糖量大于20%的水果，如干枣、蜜枣、柿饼、葡萄干、杏干、桂圆等

(4)水果推荐量

每天水果推荐量为200g，同时应少吃25g主食，这样能保持每天摄入的总热量不变。

建议食用新鲜水果，尽量不榨汁饮用。

(5)吃水果的好处

适量吃水果能帮助人体控制血糖，补充维生素和矿物质。

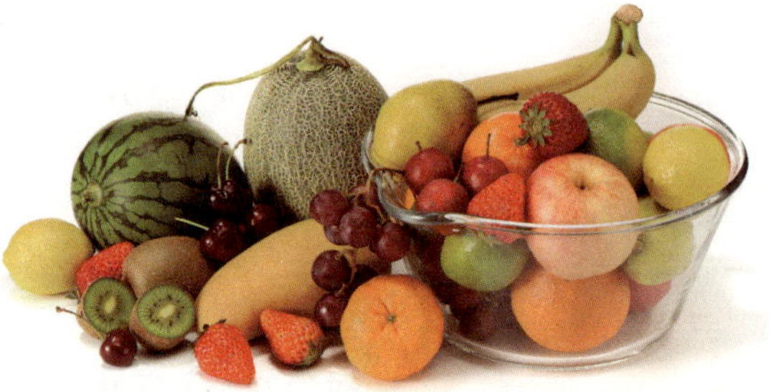

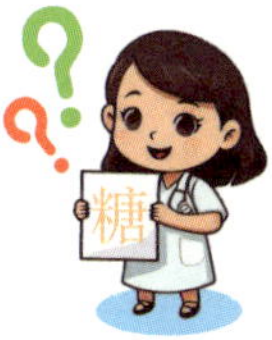

7. 糖尿病患者能否饮酒？

为了稳定血糖，不推荐饮酒。

如饮酒，女性每天**不超过 15g，男性每天不超过 25g，**每周不超过 2 次。

以下液体均含 15g 酒精

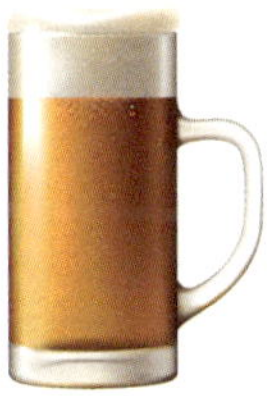

啤酒 350ml

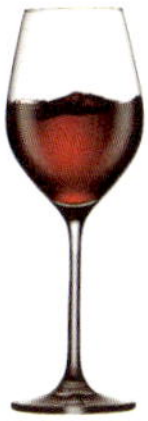

葡萄酒 150ml

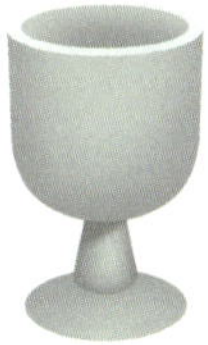

蒸馏酒 45ml

在热量换算上，**10g 酒精≈ 20g 主食，**饮酒后应少吃主食。

避免空腹饮酒，警惕酒精可能诱发低血糖。

第三章 饮食常见误区

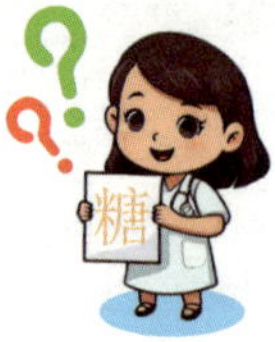

1. 糖尿病饮食≠饥饿疗法

案例一：老唐患了糖尿病，医生告诉他：“糖尿病属于‘富贵病’，与饮食有很大的关系。”老唐觉得医生的话在理，他没有咨询医生，而是自行决定忍饥挨饿。不久，老唐去医院复查血糖，血糖正常了，于是老唐吃得更少了，经常饿得心慌出汗、眼花手抖。有一天夜里，老唐低血糖昏迷，被送到医院抢救。

误区分析：如患者长期进食量太少（每天主食少于 150g），容易出现低血糖或饥饿性酮症，还会出现反跳性高血糖，不利于血糖控制。

正确做法：在保持膳食平衡的基础上，因人而异、适当控制饮食总热量，并注意饮食多样化。

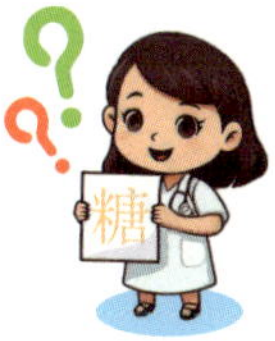

2. 糖尿病饮食≠主食控制，副食不限

案例二：老唐每天主食控制在150g左右，平时肚子饿了，就吃坚果充饥，看电视时也经常吃坚果。过了一段时间，老唐发现自己的血糖控制得并不好，他有些纳闷，主食没有超量呀，那么，问题究竟出在哪儿呢？

误区分析：坚果属于高热量食物，100g坚果（如花生、瓜子、核桃、杏仁等）所含的热量相当于200g主食；30粒花生米（约12g）所含的热量相当于一汤匙植物油（10g）或25g面粉、大米。

正确做法：适量进食坚果，每天总量以不超过单手手掌心大小为宜。

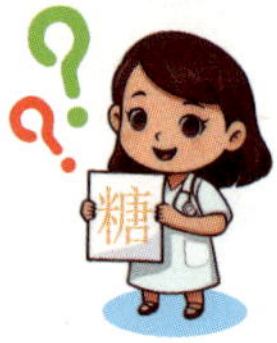

3. 糖尿病饮食≠无糖食品，多吃无妨

案例三：老唐在糖尿病食品专卖店大包小包地买了一大堆，回到家后毫无顾忌地猛吃一顿，他认为“这些是无糖的，多吃点也不要紧”。没多久，他的血糖水平又回到了治疗前。

误区分析：所谓的“无糖食品”只是不含蔗糖而已。“无糖食品”是用淀粉做的，与米饭、馒头一样，吃多了同样会导致血糖升高。“无糖食品”并不代表无碳水化合物，并不是血糖生成指数低的食物。

正确做法：尽量不吃“无糖食品”，少量进食“无糖食品”时应减少相应热量的主食量。

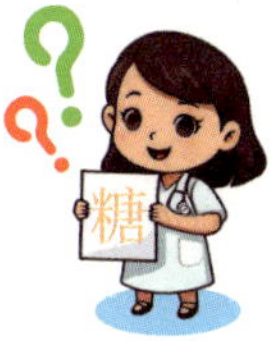

4. 糖尿病饮食≠水果含糖高，绝对不能吃

案例四：老唐喜欢吃甜食，尤其是各种时令水果。自从诊断糖尿病之后，老唐尝试在餐后吃水果，结果血糖升高，之后老唐再也不敢吃水果。

误区分析：水果所含的糖主要是果糖以及少量葡萄糖、蔗糖，而果糖在代谢时不需要胰岛素参与，因此糖尿病患者在血糖得到良好控制后可少量进食水果。

正确做法：糖尿病患者在血糖控制良好时可以少量进食水果。吃水果的时间最好选在两餐之间，尤其是饥饿或体力活动之后，可选在上午 10 时或下午 4 时；进食水果量以自己一个拳头大小为宜。

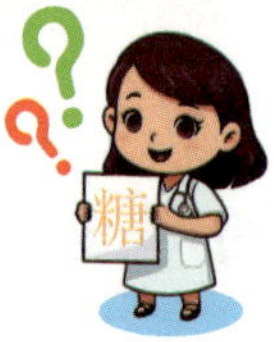

5. 糖尿病饮食≠只吃粗粮，不吃细粮

案例五：老唐在一次糖尿病健康知识讲座上听说膳食纤维具有降糖、降脂、通便等多重功效，而粗粮富含膳食纤维。老唐从此以后就只吃粗粮，一点细粮也不吃。

误区分析：面粉、大米、小米及玉米等主食的碳水化合物含量相差无几，而小米和玉米富含膳食纤维，可以延缓肠道对葡萄糖的吸收。不过如果吃太多富含膳食纤维的粗粮，会增加胃肠道的负担，并影响蛋白质和一些微量元素的吸收，时间长了容易造成营养不良。

正确做法：粗细搭配，粗粮占 1/3。

第四章 糖尿病患者的运动

1. 糖尿病患者的运动方式

建议根据年龄、身体情况、爱好和环境等选择合适的运动方式。

常见运动的热量消耗见表 15。

表 15　常见运动的热量消耗表

运动强度	运动举例	运动时间	消耗热量
最低强度	散步、打太极拳、做家务	30min	90kcal
低强度	跳交谊舞、做体操、平地骑车、打台球	20min	90kcal
中强度	爬山、慢跑、打羽毛球、上楼梯	10min	90kcal
高强度	跳绳、游泳、举重、打篮球	5min	90kcal

注：1kcal ≈ 4.19kJ。

最低强度

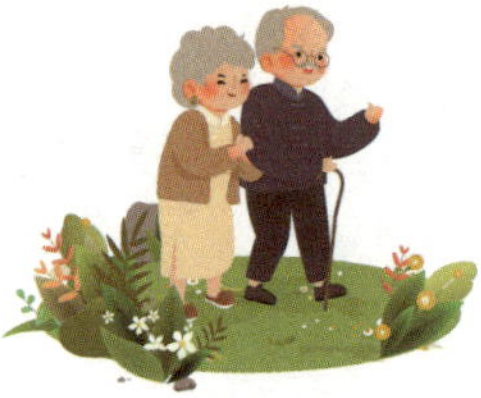

散步

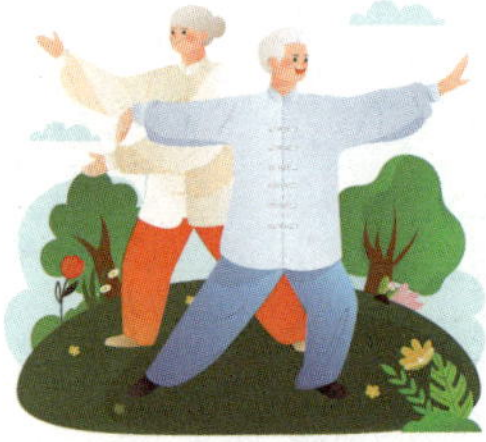

打太极拳

低强度

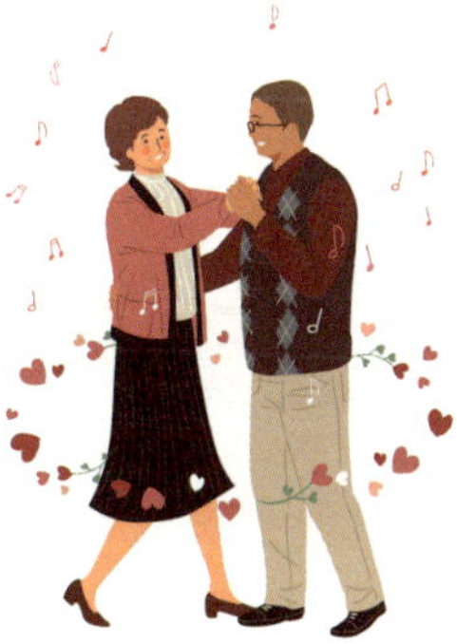

跳交谊舞

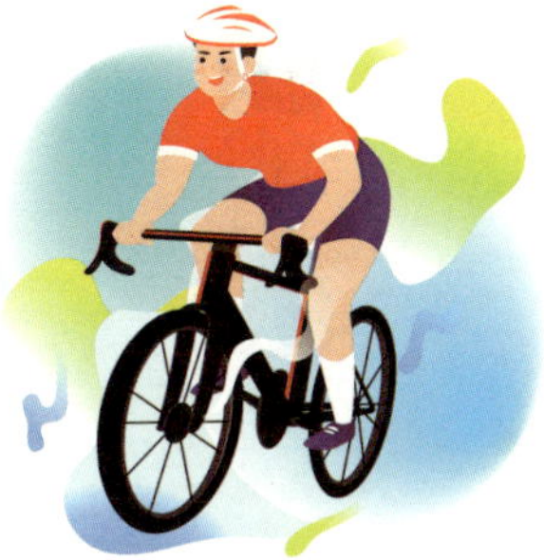

平地骑车

中强度

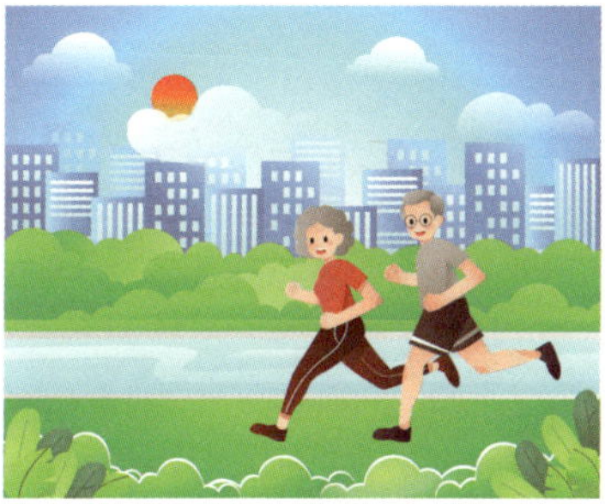

慢跑

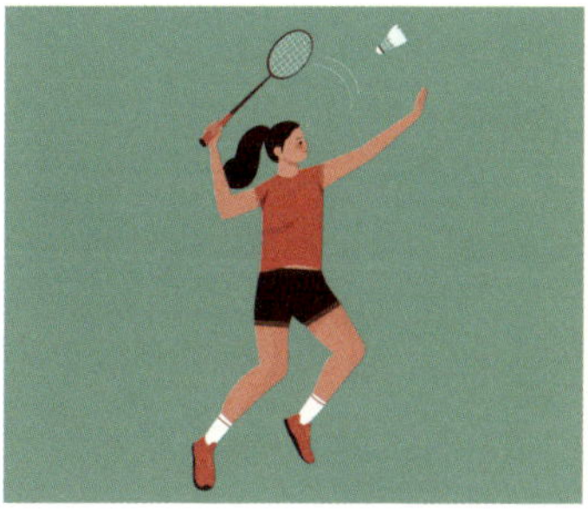

打羽毛球

高强度

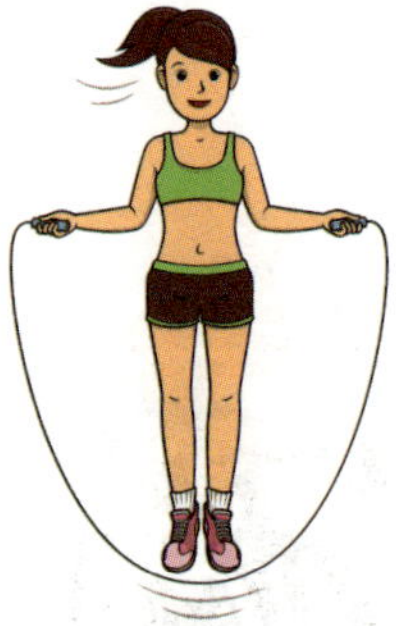

跳绳

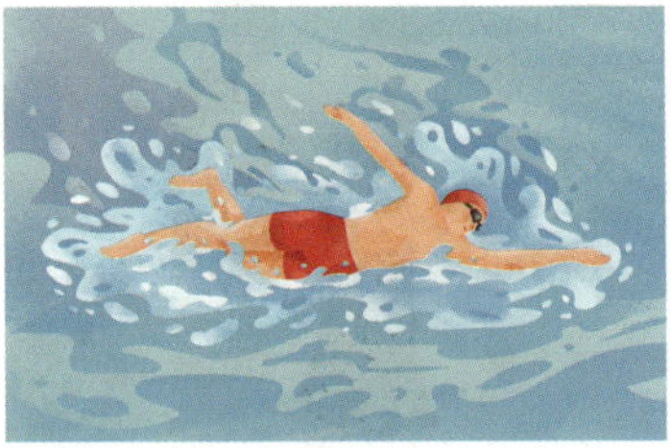

游泳

◆ 运动口诀"1、3、5、7"

1——饭后 1h。

3——活动 30min。

5—— 每周至少运动 5 次。

7——每次运动脉搏不超过（170 —年龄）。

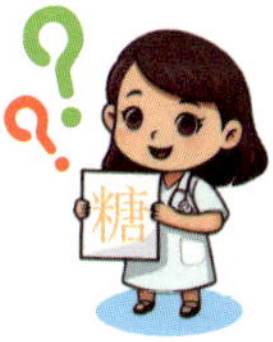

2. 糖尿病患者运动前准备

(1) 物品准备

尺码合适的运动鞋。

棉质袜子。

糖果。

急救卡(写明姓名、住址、联系人电话)。

(2) 场地选择

运动场地安全、通风，温度适宜。

天气不好时选择室内运动。

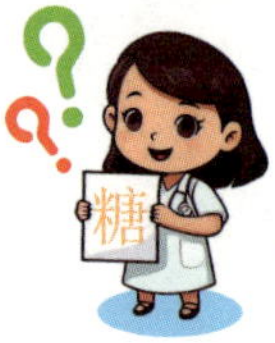

3. 糖尿病患者运动禁忌

● 反复低血糖或血糖波动较大。

● 糖尿病酮症酸中毒或合并急性感染、增殖性视网膜病、严重心脑血管疾病（如不稳定型心绞痛、严重心律失常、短暂性脑缺血发作）。

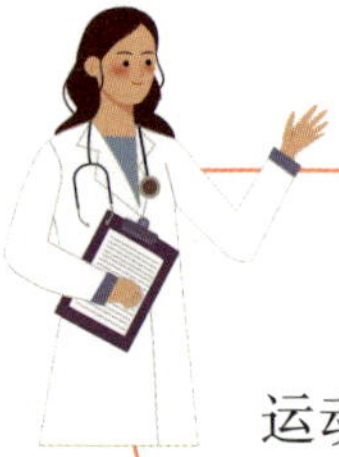

注意：血糖≥ 16.7mmol/L 时，不建议**高强度**运动。

第五章 降糖药物

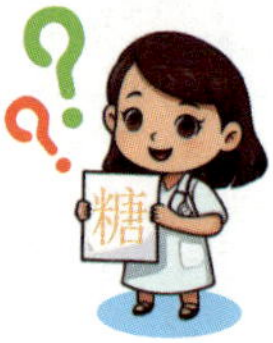

1. 口服类降糖药物

(1)胰岛素促泌剂

作用原理：刺激胰岛 β 细胞分泌胰岛素，提高体内胰岛素水平从而降低血糖。

服药时间：餐前服用。

不良反应：低血糖、体重增加。

代表药物：

磺脲类：格列本脲、格列美脲、格列齐特、格列吡嗪和格列喹酮。

非磺脲类：格列奈类药物（如瑞格列奈、那格列奈和米格列奈）。

(2)双胍类

作用原理：减少肝脏中葡萄糖的生成，改善外周胰岛素抵抗。

服药时间：随餐服用。

不良反应：胃肠道反应，如腹泻、腹痛等。

代表药物：盐酸二甲双胍片。

注意事项：造影检查时如使用碘化对比剂，应暂时停用盐酸二甲双胍片，检查后至少 48 h 且复查示肾功能无特殊异常变化才可继续用药。

（3）α－糖苷酶抑制剂

作用原理： 延缓碳水化合物在肠道的消化吸收。

服药时间： 餐前即刻服用或与第一口食物一起服用。

不良反应： 胃肠道反应，如腹胀、排气增多等。

代表药物： 阿卡波糖、伏格列波糖和米格列醇。

（4）胰岛素增敏剂——噻唑烷二酮类

作用原理： 增强机体组织对胰岛素的敏感性，改善胰岛素抵抗。

服药时间： 不受进餐影响，定时服用。

不良反应： 水肿、体重增加。

代表药物： 罗格列酮、吡格列酮和吡格列酮二甲双胍片。

（5）二肽基肽酶4抑制剂

作用原理： 减少体内胰高血糖素样肽－1的分解，增加其浓度，从而促进胰岛β细胞分泌胰岛素。

服药时间： 不受进餐影响，定时服用。

不良反应： 胃肠道反应、感染等。

代表药物： 西格列汀、利格列汀、维格列汀、沙格列汀和阿格列汀。

（6）钠－葡萄糖共转运蛋白2抑制剂

作用原理： 抑制近端小管重吸收葡萄糖，促进尿糖排泄从而降低血糖。

服药时间：

达格列净、恩格列净：餐前、餐后均可。

卡格列净、艾托格列净：餐前口服。

不良反应：泌尿系统感染、生殖系统感染及与血容量不足相关的不良反应，罕见不良反应包括糖尿病酮症酸中毒。

代表药物：达格列净、恩格列净、卡格列净、艾托格列净。

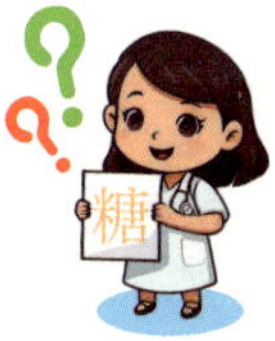

2. 注射类降糖药物

（1）常见胰岛素

常见胰岛素类型、作用特点及注意事项见表 16。

表 16　常见胰岛素类型、作用特点及注意事项

胰岛素种类	作用特点	胰岛素类型	通用名	注意事项
餐时胰岛素	速效	胰岛素类似物	门冬胰岛素注射液、赖脯胰岛素注射液、谷赖胰岛素注射液	进餐前即刻注射
	短效	人胰岛素	生物合成人胰岛素注射液、重组人胰岛素注射液	餐前 15 ～ 30min 注射
基础胰岛素	中效	人胰岛素	低精蛋白生物合成（重组）人胰岛素注射液、精蛋白锌重组人胰岛素注射液	每日固定时间注射，注射前摇匀，与进餐无关
	长效	胰岛素类似物	甘精胰岛素注射液、地特胰岛素注射液、德谷胰岛素注射液	每日固定时间注射（常规睡前注射），与进餐无关

续表

胰岛素种类	作用特点	胰岛素类型	通用名	注意事项
预混胰岛素	—	人胰岛素	精蛋白生物合成人胰岛素注射液(预混 30R)、精蛋白锌重组人胰岛素混合注射液 30/70、30/70 混合重组人胰岛素注射液、50/50 混合重组人胰岛素注射液	餐前 15 ～ 30min 注射，注射前摇匀
	—	胰岛素类似物	门冬胰岛素 30 注射液、门冬胰岛素 50 注射液、精蛋白锌重组赖脯胰岛素混合注射液(25)、精蛋白锌重组赖脯胰岛素混合注射液(50)	进餐前即刻注射，注射前摇匀
双胰岛素	—	胰岛素类似物	德谷门冬双胰岛素注射液	进餐前即刻注射

（2）胰岛素注射部位

人体适合皮下注射胰岛素的部位是**腹部、大腿前侧和外侧、臀部外上侧以及上臂外侧**，如下图所示。

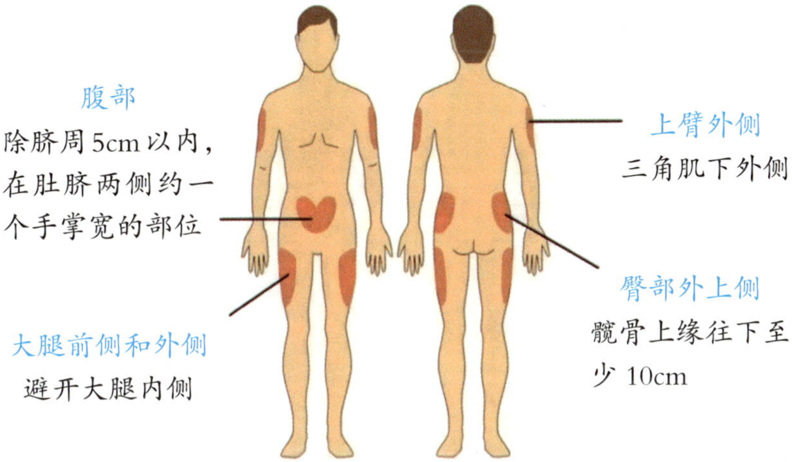

（3）注射部位应轮换

- 大轮换：不同注射部位轮换，宜每个月进行轮换。

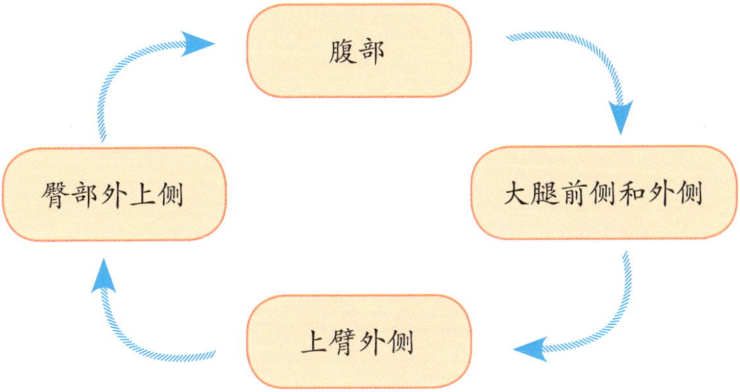

● 小轮换：同一注射部位内轮换，注射部位可分为多个等分区域。每周注射一个等分区域，始终按同一方向轮换。

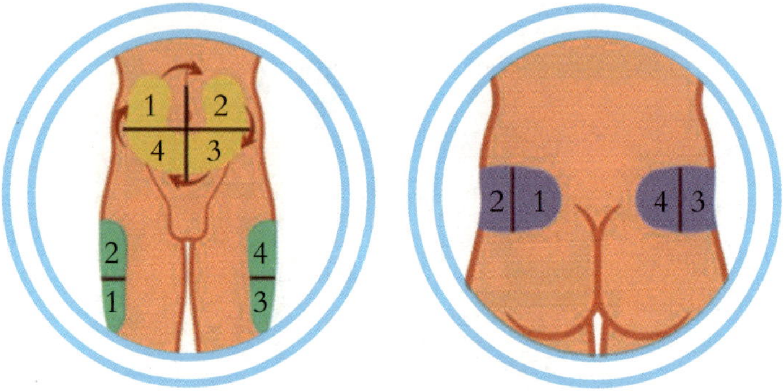

（4）胰岛素注射注意事项

● 针头一次性使用，注射前用 75% 酒精消毒皮肤。

● 在任何部位注射时，与上次注射点的距离在 1cm 以上。

● 进针快，注射时不扭动注射笔。

● 缓慢注射，注射完毕后应停留至少 10s 再拔出针头。

● 预混胰岛素使用前需充分摇匀（水平滚搓 10 次，上下摇动 10 次）。

胰岛素自我注射方法

（5）胰岛素的保存

胰岛素的保存方式及保存期限见表 17。

表 17 胰岛素的保存方式及保存期限

保存	类别	
	未拆封	已拆封
保存方式	2 ～ 8℃冷藏	15 ～ 30℃室温 避免阳光照射
保存期限	药品有效期内	开启后 30 d

夏季室温 >30 ℃时，胰岛素应放入冰箱冷藏，提前 30min 取出复温后再使用。

外出时如气温 >30 ℃，应将胰岛素和专用冰袋放在冷藏包中，与随身物品一起携带，不能托运。

（6）胰岛素泵

治疗原理：模拟正常人体胰岛素的分泌，24h 连续输注极微小的剂量，并根据进餐时间和进餐量，输注餐前辅助剂量的胰岛素。

治疗目的：良好控制血糖。

注意事项：“三要”“五不要”。

“三要”：①需要规律饮食，遵医嘱进餐前注射餐前大剂量；②胰岛素泵发出声响或振动时，需要及时通知医护人员；③胰岛素泵的植入部位感到不适时，需要及时通知医护人员。

“五不要”：①不要随意触碰胰岛素泵的任何按钮；②不要在植入针头的腹部使用腰带、束腹带等；③为防止针头移位或脱落，不要在带泵期间进行高强度、大幅度的活动；④不要携带胰岛素泵淋浴、游泳，淋浴、游泳时，需分离胰岛素泵；⑤不要携带胰岛素泵进入或接近高磁场环境。如行 X 线、CT 检查，需分离胰岛素泵；如行 MRI 检查，需拔除胰岛素泵。

第六章 血糖监测

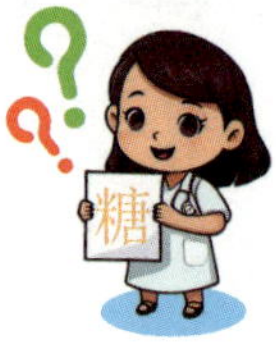

1. 血糖监测

（1）毛细血管血糖监测

手指血糖，反映实时血糖水平。

（2）糖化血红蛋白（HbA_{1c}）监测

静脉血糖，反映近 2 ～ 3 个月的平均血糖水平。

（3）持续葡萄糖监测

通过葡萄糖传感器持续监测皮下组织间液的葡萄糖浓度，可以发现不易被传统监测方法检测到的高血糖和低血糖。

持续葡萄糖监测的优点：①提供 24h 的葡萄糖数据，了解血糖波动的趋势；②发现不易检测到的高血糖和低血糖；③帮助制订个体化的治疗方案；④减少测手指血糖的次数。

持续葡萄糖监测的不足：监测的是皮下组织间液的葡萄糖，不是实时血糖，与便携式血糖仪测的葡萄糖相比，存在一定的滞后性。建议每天测血糖 1 ～ 4 次（最好选择血糖相对比较稳定的时间段进行，如三餐前及睡前），以确保读数准确。

注意：做 MRI 检查时要拔除相应的传感器。

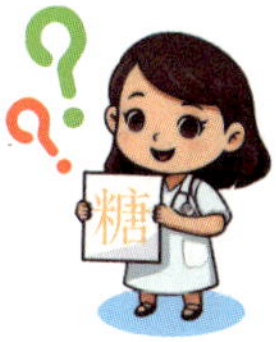

2. 血糖监测结果解读

● 空腹血糖 4.4 ～ 7.0mmol/L，非空腹血糖 4.4 ～ 10.0mmol/L，HbA_{1c} < 7%，表示血糖控制良好。应定期复诊，由医生决定是否需要调整治疗方案。

如患者年龄在 65 岁及以上，应结合用药情况及健康状况制订个体化治疗方案。

● 空腹血糖 > 7.0mmol/L 或非空腹血糖 > 10.0mmol/L 或 HbA_{1c} > 7% 时，应门诊复诊，咨询医生是否需要调整治疗方案。

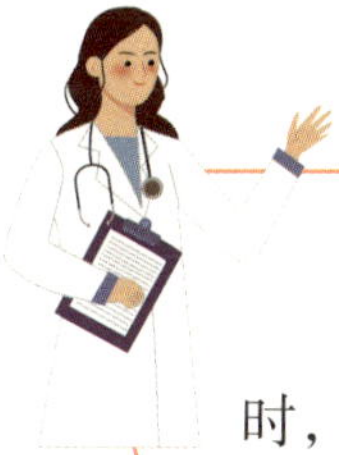

注意：血糖 ≥ 16.7mmol/L 或血糖 ≤ 3.9mmol/L 时，应尽快就医。

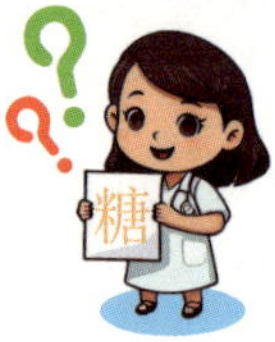

3. 不同时间点血糖监测的意义

不同时间点血糖监测的意义见表 18。

表 18　不同时间点血糖监测的意义

时间点	监测意义
空腹血糖	反映基础胰岛素分泌情况
餐前血糖	反映胰岛功能持续性，指导用药和进餐
餐后 2h 血糖	反映用药、饮食和运动对血糖的影响
睡前血糖	确定晚餐前和睡前胰岛素用量，并指导患者加餐
凌晨 3 时血糖	有助于确定空腹高血糖的原因
随机血糖	怀疑低血糖或高血糖时的随机检测

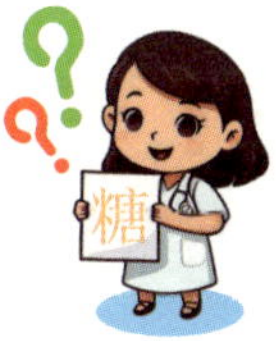

4. 血糖监测频率

根据血糖控制情况，确定血糖监测频率，具体见表 19。

表 19　血糖监测频率

血糖控制情况	每周 1 ～ 2 天	每周 3 ～ 4 天	随时
使用胰岛素后血糖未达标		√	
使用胰岛素后血糖达标	√		
口服降糖药后血糖未达标		√	
口服降糖药后血糖达标	√		
低血糖发作时			√
怀疑夜间低血糖		√	

具体血糖监测方案见表 20。

表 20　血糖监测方案

血糖控制情况	监测时间点								
	早餐前血糖	早餐后 2h 血糖	午餐前血糖	午餐后 2h 血糖	晚餐前血糖	晚餐后 2h 血糖	睡前血糖	凌晨 3 时血糖	即刻血糖
使用胰岛素后血糖未达标	√	√	√	√	√	√	√		

续表

血糖控制情况	监测时间点								
	早餐前血糖	早餐后 2h 血糖	午餐前血糖	午餐后 2h 血糖	晚餐前血糖	晚餐后 2h 血糖	睡前血糖	凌晨 3 时血糖	即刻血糖
使用胰岛素后血糖达标	√		√		√		√		
口服降糖药后血糖未达标	√	√	√	√	√	√			
口服降糖药后血糖达标	√	√		√		√			
低血糖发作时									√
怀疑夜间低血糖							√	√	

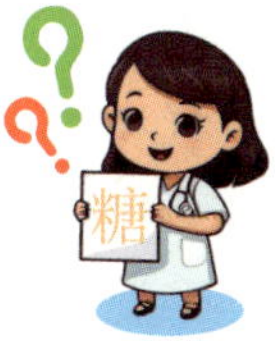

5. 手指血糖检测注意事项

● 按说明书要求使用血糖仪。

● 采血前洗净双手。

● 75% 酒精消毒待干后采血。

● 采血量应充足，避免挤血。采血前可通过搓手、甩手、温水泡手或手臂下垂等方法确保手指尖血量充足。

● 在手指**侧面采血**，注意轮换手指。

● 记录血糖值，如果检测结果可疑，建议重新检测 1 次。

第七章 糖尿病并发症

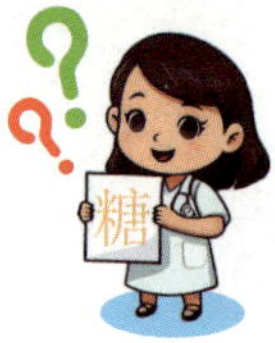

1. 糖尿病急性并发症

（1）糖尿病酮症酸中毒

临床上以高血糖、高尿糖、尿酮体阳性和代谢性酸中毒为主要表现，多尿、烦渴、多饮和乏力症状加重。

（2）高渗性高血糖状态

早期出现口渴、反应迟钝；晚期出现明显脱水、血压下降、进行性意识障碍；严重者出现昏迷、休克和多器官功能衰竭。

（3）糖尿病乳酸性酸中毒

常出现恶心、腹痛、面色潮红、体温低、意识模糊、嗜睡等表现。

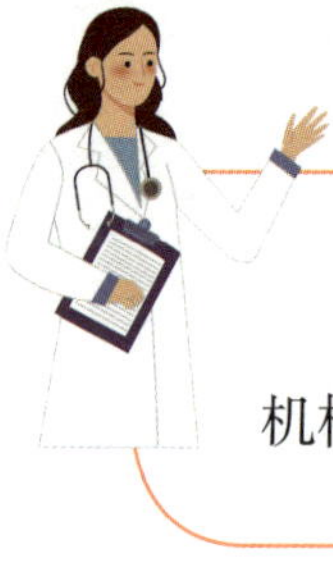

注意：出现急性并发症时应立即到附近医疗机构就诊。

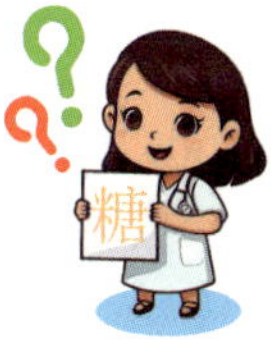

2. 糖尿病慢性并发症

（1）糖尿病肾病

表现为蛋白尿、水肿，甚至尿毒症。

（2）糖尿病视网膜病变

表现为视物模糊、视力减退，甚至失明。

（3）糖尿病足

表现为足部甚至下肢的感染、溃疡。

（4）糖尿病神经病变

表现为双手或双足麻木、疼痛、感觉异常，尿潴留，便秘，腹泻，心悸等。

（5）糖尿病合并心脑血管病变

引起冠心病、脑卒中等。

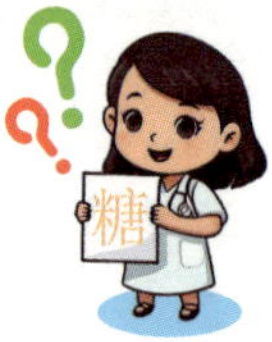

3. 低血糖

低血糖属于糖尿病急性并发症。诊断标准：糖尿病患者血糖< 3.9mmol/L，非糖尿病患者血糖< 2.8mmol/L。

（1）低血糖症状

典型症状：饥饿、心慌、手抖、出汗、头晕、面色苍白、乏力等。

非典型症状：精神烦躁、言行反常、肢体抽搐、嗜睡、昏迷等。

无症状性低血糖：发生低血糖时没有任何症状。

（2）低血糖时如何处理？

怀疑低血糖时，立即检测血糖；无法测定血糖时，暂时按低血糖处理。

如意识清楚，立即吃快速升糖的含糖类 15g 的食物。

快速升糖的含糖类 15g 的食物

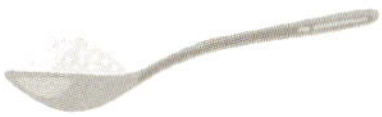

白砂糖 15g

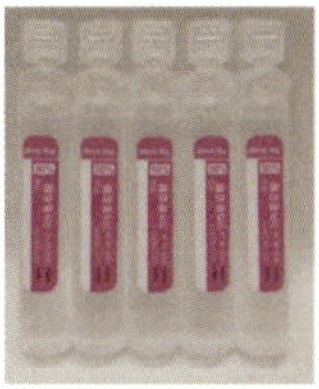

50% 葡萄糖溶液 30ml

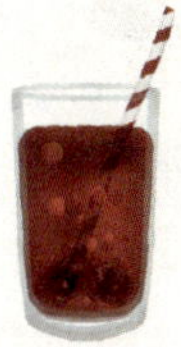

可乐 150ml

15min 后，检测血糖，若症状未消失或血糖仍＜ 3.9mmol/L，再吃含糖类 15g 的食物。

出现意识障碍或经以上处理后仍未好转者，尽快就医！

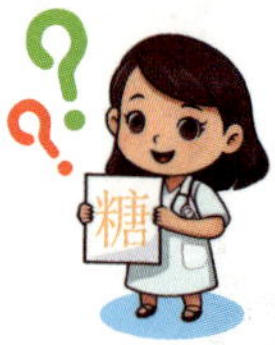

4. 糖尿病足

（1）糖尿病足的临床表现

周围神经病变表现：皮肤干而无汗，肢端刺痛、灼痛、麻木、感觉减退或缺失，呈袜套样改变，行走时有踩棉絮感。

下肢缺血表现：皮肤营养不良、干燥、弹性差，肌肉萎缩，皮温下降，色素沉着，肢端动脉搏动减弱或消失，可合并下肢间歇性跛行。随着病情进展，可出现静息痛、趾端坏疽、足跟或跖趾关节受压部位溃疡，部分患者出现肢体感染。

（2）糖尿病足常用分级

糖尿病足分级常用瓦格纳（Wagner）分级，见表 21。

表 21　瓦格纳（Wagner）分级

分级	适用范围
0 级	有发生足部溃疡的危险因素，目前无溃疡
1 级	足部表浅溃疡，无感染征象，常表现为神经性溃疡
2 级	足部较深溃疡，常合并软组织感染，无骨髓炎或深部脓肿
3 级	足部深度溃疡，有骨髓炎或脓肿
4 级	足部局限性坏疽（趾、足跟或足背），缺血性坏疽，常合并神经病变
5 级	全足坏疽

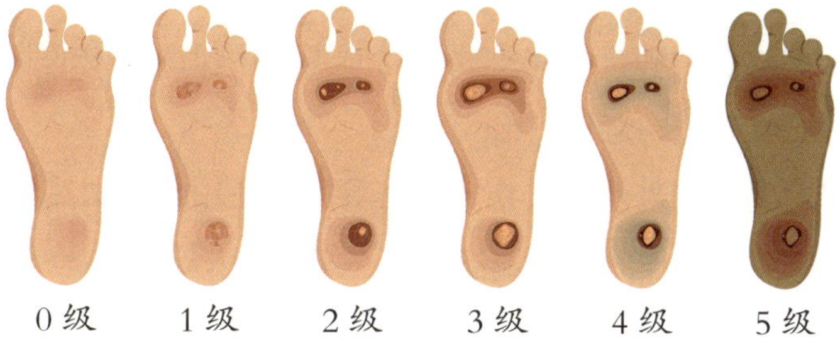

糖尿病足

（3）预防糖尿病足的方法

每天检查双足：是否存在干燥、皲裂、皮温改变、肤色改变、硬结、水肿、真菌感染等可能导致溃疡的前期病变。

洗脚：每天洗脚，水温不超过37℃，时间5～10min，洗完擦干，动作轻柔，特别注意趾缝。

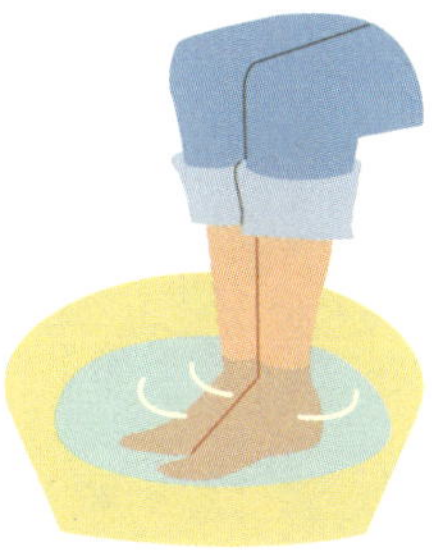

选择合适的鞋子：选择柔软、舒适的鞋子，长度比脚长1～2cm，宽度与脚最宽处一致。穿鞋前检查鞋内是否有异物等。

选择合适的袜子：选择舒适、透气、浅色棉质袜子；穿无缝线的袜子或将有缝线的袜子外翻后穿；不穿过紧的袜子。建议每日更换。

足部皮肤护理： 足部皮肤干燥时可以用保湿霜或润肤乳，一般不涂抹在趾缝，避免过湿。

避免足部的外伤、烫伤、冻伤等。不使用任何加热器或热水袋暖脚。修剪趾甲时平直地修剪，不要剪得太短。

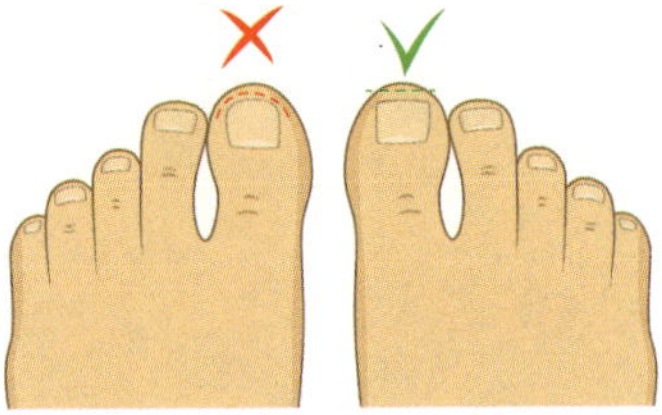

注意：足部有以下情况请及时就医，寻求医护人员的帮助，如胼胝、嵌甲、真菌感染、皮温显著升高、水泡、伤口甚至溃疡。

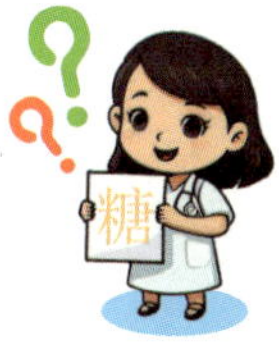

5. 如何预防糖尿病并发症？

（1）坚持综合管理

将血糖控制在良好且平稳状态的同时，进行如下管理。

- 控制体重。
- 调脂治疗。
- 降压治疗。
- 定期检查。
- 戒烟限酒。

（2）定期进行并发症筛查

检查项目及频率见表22。

表22 检查项目及频率

检查项目	检查频率
神经病变相关检查	1次/季度
尿微量白蛋白/尿肌酐	
HbA_{1c}	
足背动脉搏动	
眼底检查	
感觉阈值	
胆固醇/三酰甘油	
肌酐/血尿素氮	
心电图	
肝功能检查	1次/年

第八章 心理护理

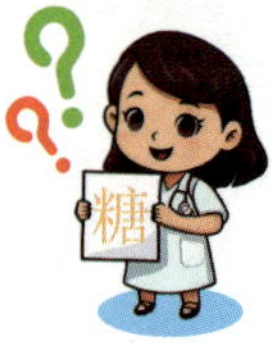

1. 高血糖与负性情绪的关系

情绪变化可以引起血糖波动，反之，血糖波动又可导致情绪改变，二者互为因果。

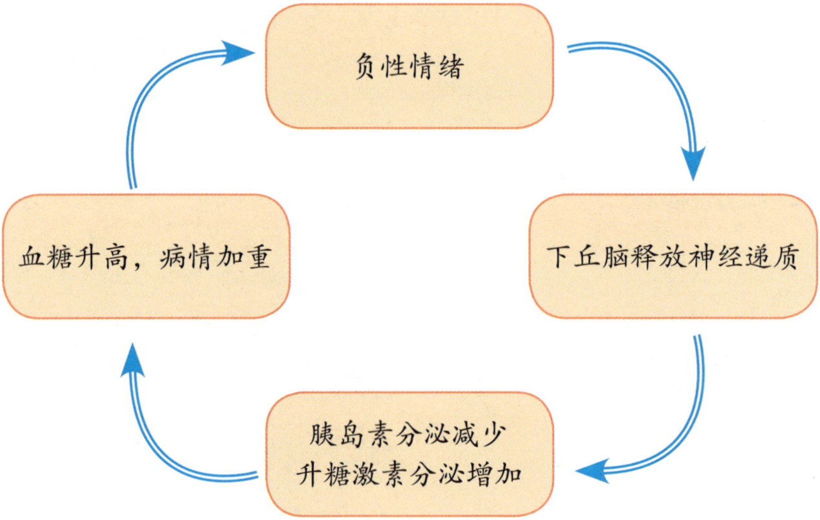

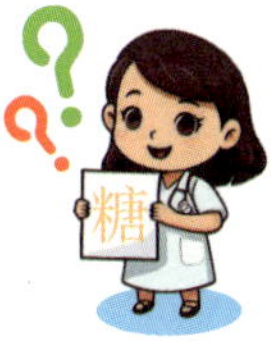

2. 如何应对负性情绪？

● 学会进行自我精神调节，掌握心理干预技术，积极参加社交活动和适量运动。

● 参加糖尿病健康教育活动，如医患面对面交谈、小讲堂，阅读健康教育手册等。

● 制订一两个小的糖尿病管理目标，而不是一次必须达成所有目标。

● 咨询专科医生，寻求更为科学的健康管理方法，必要时进行心理健康咨询。

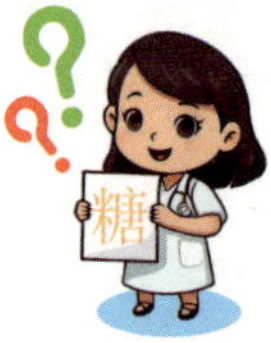

3. 常见心理干预方法

（1）腹式呼吸放松术

取舒适体位，放松身体，呼吸规律平稳。左手放在腹部肚脐，右手放在胸部。

↓

吸气时，闭口**用鼻子**深长而缓慢吸气，腹部慢慢鼓起。**呼气时，**气流从**口中缓慢呼出，**最大限度地回缩腹部，胸部保持不动。

深吸气（鼓起腹部）3 ～ 5s，屏息 1s，然后慢呼气（回缩腹部）3 ～ 5s，屏息 1s。每日 1 ～ 2 次，每次 5 ～ 15min。

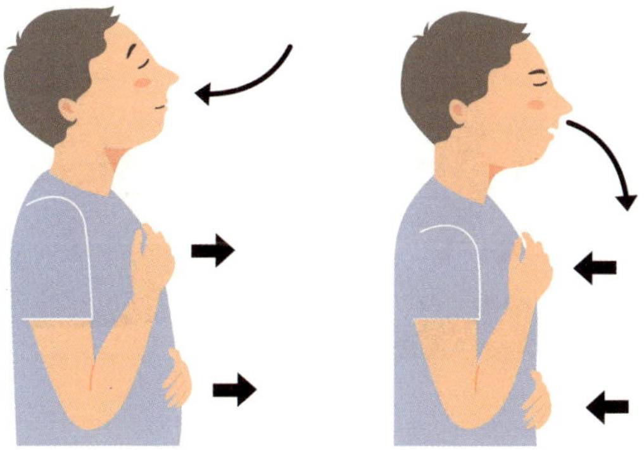

（2）正念冥想疗法

● 尽量选择安静、舒适环境，如盘坐在床上或坐在带有靠背的椅子上。

● 选择注意对象，如自己的鼻端或者苹果等物品。

● 进行简单的腹部呼吸放松练习。专注于呼吸，感受腹部的起伏或鼻腔的空气流动。

● 调整呼吸，将注意力集中于所选择的注意对象。训练 10 ～ 15min 后，静静地休息 1 ～ 2min。

（3）运动疗法

可以跑步、练习八段锦、练习五禽戏、打太极拳、打球等。

锻炼可以转移对疾病的注意力，缓解焦虑、抑郁情绪，提高机体免疫力，促进康复。

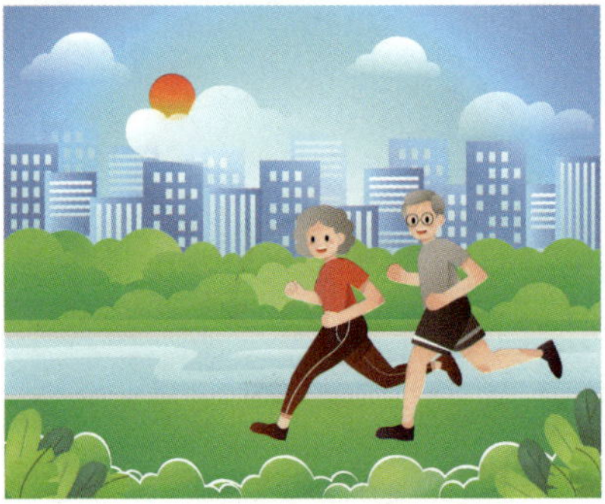

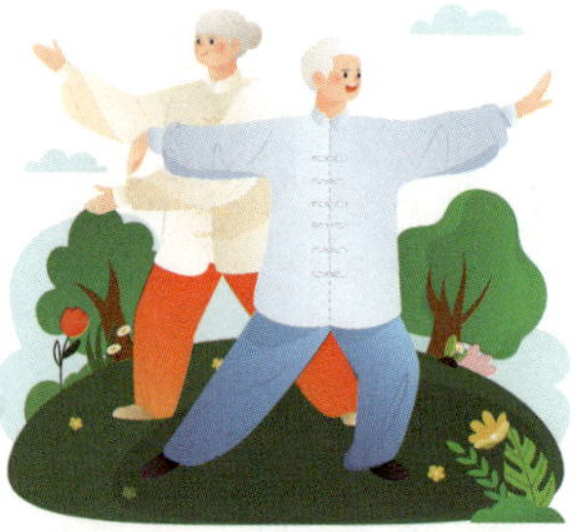

（4）艺术疗法

音乐疗法： 选择合适的音乐，如抑郁、悲伤时宜选择愉悦舒心的音乐，紧张、焦虑时宜选择温馨放松的音乐。

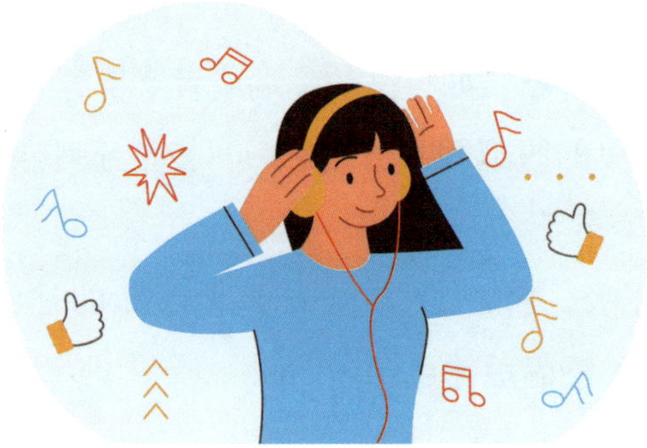

绘画疗法： 包括自由绘画、填充涂色等。选择安静、舒适的环境，自由绘画或选择自己喜欢的图案填色。

其他： 组织开展其他艺术活动，如插花、折千纸鹤、吟诗、唱歌等。

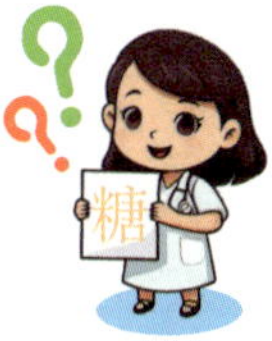

4. 如何应对睡眠不佳？

● 分析原因，检查身体有无其他不适。

● 调整生活习惯，如固定作息时间，睡前避免饮用浓茶、咖啡等。

● 白天进行康复锻炼，如跳健身操等，减少白天卧床时间。

● 根据医嘱，酌情使用镇静催眠药物。

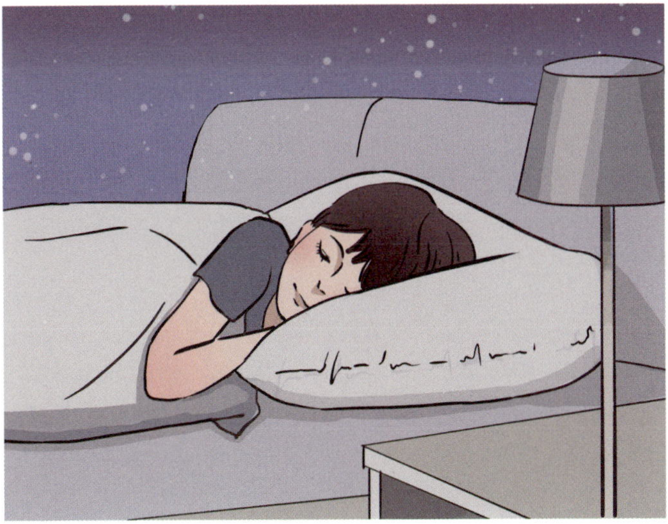

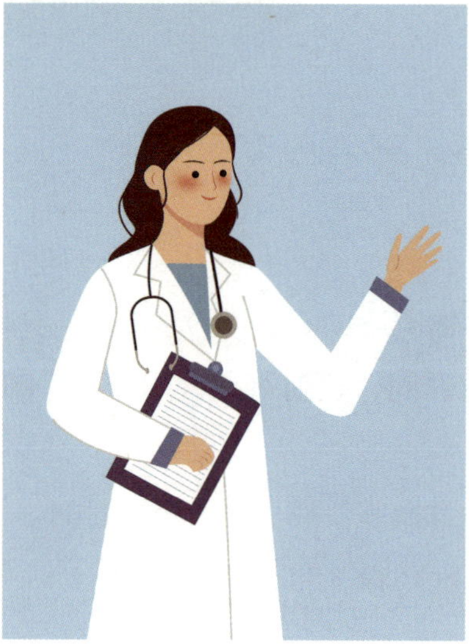

寄语

只有向着阳光，花才能开得灿烂。只有内心充满希望，你才能更好地面对明天。

参考文献

[1] 中华医学会糖尿病学分会，中国医师协会内分泌代谢科医师分会，中华医学会内分泌学分会，等．中国 1 型糖尿病诊治指南（2021 版）[J]. 中华糖尿病杂志，2022,14(11):1143–1250.

[2] 中华医学会糖尿病学分会．中国 2 型糖尿病防治指南（2020 年版）[J]. 中华糖尿病杂志，2021,13(4):315–409.

[3] 中华医学会妇产科学分会产科学组，中华医学会围产医学分会，中国妇幼保健协会妊娠合并糖尿病专业委员会．妊娠期高血糖诊治指南（2022）[第一部分][J]. 中华妇产科杂志，2022,57(1):3–12.

[4] 国家老年医学中心，中华医学会老年医学分会，中国老年保健协会糖尿病专业委员会．中国老年糖尿病诊疗指南（2024 版）[J]. 中华糖尿病杂志 ,2024,16(2): 147–189.

[5] 中华医学会妇产科分学会科学组，中华医学会围产医学分会，中国妇幼保健协会妊娠合并糖尿病专业委员会．妊娠高血糖诊治指南（2022）[第二部分][J]. 中华妇产科杂志，2022,57(2):81–90.

[6] 中国医疗保健国际交流促进会营养与代谢管理分会，中国营养学会临床营养分会，中华医学会糖尿病学分会，等．中

国糖尿病医学营养治疗指南(2022 版)[J]. 中华糖尿病杂志 ,2022,14(9):881-933.

[7] 苏健，覃玉，潘晓群，等. 新鲜水果摄入与 2 型糖尿病病人血糖控制关系的研究 [J]. 中华流行病学杂志，2019,40(6):660-665.

[8] 中华糖尿病杂志指南与共识编写委员会 . 中国糖尿病药物注射技术指南(2016 年版)[J]. 中华糖尿病杂志 ,2017,9(2):79-105.

[9] 中华医学会内分泌学分会，中华医学会糖尿病学分会，中国医师协会内分泌代谢科医师分会 . 中国胰岛素泵治疗指南(2021 年版)[J]. 中华内分泌代谢杂志 .2021.37(8):679-701.

[10] 中华医学会糖尿病学分会 . 中国持续葡萄糖监测临床应用指南(2017 年版)[J]. 中华糖尿病杂志，2017,9(11):667-675.

[11] 中华医学会糖尿病学分会，中华医学会感染病学分会，中华医学会组织修复与再生分会 . 中国糖尿病足防治指南(2019 版)(Ⅰ)[J]，中华糖尿病杂志，2019,11(2):92-108.

武汉大学中南医院内分泌科

武汉大学中南医院糖尿病护理专科组视频号